I0765953

Cómo estimular el sistema inmunológico de forma natural

La guía definitiva para prevenir y tratar enfermedades comunes

DR. J.K EVANS

Copyright © 2024 por el Dr. J.K. EVANS

Reservados todos los derechos. Ninguna parte de este libro puede reproducirse de ninguna forma ni por ningún medio electrónico o mecánico, incluidos sistemas de almacenamiento y recuperación de información, sin el permiso por escrito del editor, excepto por un revisor que pueda citar breves pasajes en una reseña.

Este libro es una obra de no ficción. Los nombres, personajes, lugares e incidentes son productos de la imaginación del autor o se utilizan de forma ficticia. Cualquier parecido con eventos, lugares o personas reales, vivas o muertas, es pura coincidencia.

Tabla de contenidos

Introducción

¿Qué es el sistema inmunológico y por qué es importante?

¿Qué componentes influyen en el sistema inmunológico?

¿Cuáles son los beneficios de tener un sistema inmunológico fuerte?

¿Cómo pueden los remedios naturales ayudar a estimular el sistema inmunológico?

Capítulo 1: Nutrición e inmunidad

¿Cómo influye la nutrición en el sistema inmunológico?

¿Cuáles son los nutrientes esenciales para la salud inmunológica?

¿Cuáles son los mejores alimentos para comer para estimular el sistema inmunológico?

¿Cuáles son los alimentos que se deben evitar o limitar para prevenir la supresión inmunológica?

Capítulo 2: Hierbas y suplementos para la inmunidad

¿Cómo apoyan las hierbas y los suplementos el sistema inmunológico?

¿Cuáles son las hierbas y suplementos más eficaces para la salud inmunológica?

¿Cómo utilizar hierbas y suplementos de forma segura y eficaz?

¿Cuáles son las posibles interacciones y efectos secundarios de las hierbas y suplementos?

A continuación se muestran algunos ejemplos de hierbas y suplementos que pueden interactuar con los medicamentos:

Capítulo 3: Estilo de vida e inmunidad

¿Cómo afecta el estilo de vida al sistema inmunológico?

Algunos de los factores del estilo de vida que pueden influir en el sistema inmunológico son:

¿Cuáles son las mejores prácticas para mejorar el sistema inmunológico?

¿Cómo gestionar el estrés, el sueño, el ejercicio y la higiene para la salud inmunológica?

Cómo evitar o reducir la exposición a toxinas y patógenos que debilitan el sistema inmunológico.

Para evitar o reducir la exposición a toxinas y patógenos que debilitan el sistema inmunológico, aquí tienes algunos consejos a seguir:

Capítulo 4: Remedios naturales para los trastornos inmunológicos comunes

Remedios naturales para los trastornos inmunológicos comunes

¿Cuáles son los trastornos inmunológicos comunes y sus causas y síntomas?

Cómo prevenir y tratar los trastornos inmunológicos comunes de forma natural

Remedios naturales para resfriados, gripe, alergias, asma, enfermedades autoinmunes y más

Cuándo buscar ayuda médica y cuáles son los tratamientos convencionales para los trastornos inmunológicos

Cuándo buscar ayuda médica

¿Cuáles son los tratamientos convencionales?

Conclusión

Un resumen de los puntos principales y conclusiones clave del libro.

Aquí hay algunas maneras en que puede comenzar a implementar estas estrategias naturales hoy:

Una lista de recursos y referencias adicionales para lectura y aprendizaje adicionales.

Para dejar una reseña, puedes seguir estos pasos:

Introducción

¿Qué es el sistema inmunológico y por qué es importante?

El sistema inmunológico es una red compleja de células, tejidos, órganos y moléculas que protege al cuerpo de invasores dañinos, como bacterias, virus, parásitos y toxinas. El sistema inmunológico es esencial para nuestra supervivencia, ya que nos ayuda a combatir infecciones y enfermedades, y también mantiene nuestra salud y bienestar general.

Hay dos tipos principales de sistemas inmunológicos en nuestro cuerpo: el sistema inmunológico innato y el sistema inmunológico adaptativo. El sistema inmunológico innato es la primera línea de defensa y responde rápida y ampliamente a cualquier sustancia u organismo extraño. El sistema inmunológico innato incluye barreras físicas (como la piel y las membranas mucosas), barreras químicas (como la saliva y el ácido del estómago) y componentes celulares (como las células asesinas naturales y los macrófagos).

El sistema inmunológico adaptativo es la segunda línea de defensa y responde más lenta y específicamente a un antígeno en particular. El sistema inmunológico adaptativo implica la producción de anticuerpos y células de memoria, que pueden reconocer y eliminar el mismo antígeno en el futuro.

El sistema inmunológico es importante porque nos ayuda a prevenir y recuperarnos de infecciones y enfermedades que, de otro modo, pueden causar daños graves o incluso la muerte. El sistema inmunológico también desempeña un papel en otros aspectos de nuestra salud, como la cicatrización de heridas, la inflamación, las alergias, la autoinmunidad y el cáncer. Un sistema inmunológico sano puede equilibrar las respuestas inmunes y evitar reacciones excesivas o inapropiadas que pueden dañar los propios tejidos del cuerpo. Por ello, es vital cuidar nuestro sistema inmunológico y apoyar su óptimo funcionamiento.

¿Qué componentes influyen en el sistema inmunológico?

El sistema inmunológico está influenciado por muchos factores, tanto internos como externos, que pueden mejorar o perjudicar su función. Algunos de los factores que afectan el sistema inmunológico son:

Edad: El sistema inmunológico cambia con la edad y tiende a debilitarse a medida que envejecemos. Esto nos hace más susceptibles a infecciones y enfermedades, y también reduce la eficacia de las vacunas y los medicamentos. Sin embargo, algunos aspectos del sistema inmunológico, como las células de memoria y los anticuerpos, pueden mejorar con la edad y la experiencia.

Genética: El sistema inmunológico se hereda en parte de nuestros padres y varía entre individuos y poblaciones. Algunas personas tienen mutaciones o variaciones genéticas que las hacen más o menos propensas a sufrir ciertos trastornos inmunológicos, como alergias, enfermedades autoinmunes o inmunodeficiencias.

Estrés: El estrés puede tener efectos tanto positivos como negativos en el sistema inmunológico, según el tipo, la duración y la intensidad del factor estresante. El estrés a corto plazo puede estimular el sistema inmunológico al activar la respuesta de lucha o huida, lo que aumenta la producción de adrenalina y cortisol. Sin embargo, el estrés crónico o prolongado puede inhibir el sistema inmunológico al reducir la cantidad y la actividad de las células inmunitarias y aumentar el riesgo de inflamación e infección.

Dormir: El sueño es esencial para el sistema inmunológico, ya que ayuda a regular el ritmo circadiano, que afecta la producción y liberación de células y moléculas inmunes. La falta de sueño o la mala calidad del sueño pueden afectar el sistema inmunológico al reducir la cantidad y función de las células asesinas naturales, las células T y las células B, y aumentar los niveles de citoquinas proinflamatorias. Esto puede hacernos más vulnerables a infecciones y enfermedades, y también afectar la respuesta a las vacunas y los tratamientos.

Ejercicio: El ejercicio puede tener efectos tanto positivos como negativos sobre el sistema inmunológico, dependiendo de la frecuencia, intensidad y duración de la actividad física. El ejercicio moderado puede mejorar el sistema inmunológico al aumentar la circulación de las células inmunitarias, mejorar el sistema linfático y reducir el estrés y la inflamación. Sin embargo, el ejercicio excesivo o extenuante puede inhibir el sistema inmunológico al causar daño a los tejidos, aumentar los niveles de cortisol y agotar la energía y los nutrientes.

Dieta: La dieta puede tener un impacto significativo en el sistema inmunológico, ya que proporciona los nutrientes y la energía que las células inmunes necesitan para funcionar correctamente. Una dieta equilibrada que incluya una variedad de frutas, verduras, cereales integrales, proteínas magras, grasas saludables y probióticos puede estimular el sistema inmunológico al proporcionar antioxidantes, vitaminas, minerales y otros fitoquímicos que pueden modular las respuestas inmunitarias y proteger contra el estrés oxidativo. e inflamación. Sin embargo, una mala alimentación rica en alimentos procesados, azúcares refinados, grasas saturadas y alcohol puede perjudicar el sistema inmunológico al provocar deficiencias de nutrientes, disbiosis, obesidad y trastornos metabólicos.

Medio ambiente: El medio ambiente también puede afectar el sistema inmunológico, ya que nos expone a varios factores que pueden estimular o desafiar el sistema inmunológico. Algunos de los factores ambientales que afectan el sistema inmunológico son:

Temperatura: La temperatura puede influir en el sistema inmunológico al afectar la actividad y supervivencia de las células inmunes y los patógenos. Las temperaturas frías pueden reducir el flujo sanguíneo y la producción de moco, lo que puede dañar el sistema inmunológico innato y aumentar el riesgo de infecciones respiratorias. Sin embargo, las temperaturas frías también pueden estimular el sistema inmunológico adaptativo al mejorar la producción de anticuerpos y células de memoria. Las altas temperaturas pueden aumentar el flujo sanguíneo y la sudoración, lo que puede ayudar a eliminar toxinas y patógenos. Sin embargo, las altas temperaturas también pueden provocar deshidratación, estrés por calor e inflamación, lo que puede debilitar el sistema inmunológico.

Luz de sol: La luz solar puede afectar el sistema inmunológico al proporcionar radiación ultravioleta (UV) y vitamina D. La radiación UV puede tener efectos tanto positivos como negativos en el sistema inmunológico, según la dosis y la duración de la exposición.

Bajas dosis de radiación ultravioleta pueden estimular el sistema inmunológico al aumentar la producción de células asesinas naturales, células T y citoquinas. Sin embargo, altas dosis de radiación ultravioleta pueden inhibir el sistema inmunológico al dañar el ADN y provocar cáncer de piel. La vitamina D también puede modular el sistema inmunológico regulando la diferenciación y función de las células inmunes y mejorando la actividad antimicrobiana de los macrófagos y las células epiteliales.

Contaminación: La contaminación puede afectar el sistema inmunológico al introducir diversas sustancias químicas y partículas que pueden desencadenar o agravar reacciones inmunes. La contaminación del aire, del agua, del suelo y del ruido pueden dañar el sistema inmunológico al causar estrés oxidativo, inflamación, alergia, asma y enfermedades autoinmunes. La contaminación también puede aumentar la exposición y la susceptibilidad a agentes infecciosos, como bacterias, virus y hongos.

¿Cuáles son los beneficios de tener un sistema inmunológico fuerte?

Tener un sistema inmunológico fuerte es beneficioso por muchas razones, como por ejemplo:

Ayuda a prevenir y combatir infecciones y enfermedades que, de otro modo, pueden causar complicaciones graves o incluso la muerte. Un sistema inmunológico fuerte puede reconocer y eliminar invasores dañinos, como bacterias, virus, parásitos y toxinas, antes de que puedan causar daños a los tejidos y órganos del cuerpo. Un sistema inmunológico fuerte también puede reducir la gravedad y la duración de los síntomas y acelerar el proceso de recuperación.

Ayuda a mantener el equilibrio y la armonía de los sistemas y funciones del cuerpo, que de otro modo podrían verse alterados por trastornos inmunológicos. Un sistema inmunológico fuerte puede regular las respuestas inmunes y evitar reacciones excesivas o inapropiadas que pueden dañar las células y tejidos del propio cuerpo. Un sistema inmunológico fuerte también puede prevenir o tratar trastornos inmunológicos, como alergias, asma, enfermedades autoinmunes e inmunodeficiencias, que pueden afectar la calidad de vida y el bienestar de las personas afectadas.

Ayuda a respaldar la salud y el bienestar general del cuerpo y la mente, que de otro modo podrían verse comprometidos por los desafíos inmunológicos. Un sistema inmunológico fuerte puede proteger contra el estrés oxidativo y la inflamación, que pueden contribuir al envejecimiento y las enfermedades crónicas. Un sistema inmunológico fuerte también puede mejorar el estado de ánimo y la cognición, que pueden verse afectados por factores inmunológicos, como las citocinas y los neurotransmisores. Un sistema inmunológico fuerte también puede mejorar la respuesta a las vacunas y medicamentos, lo que puede aumentar la eficacia y seguridad de los tratamientos.

¿Cómo pueden los remedios naturales ayudar a estimular el sistema inmunológico?

Los remedios naturales son sustancias o prácticas que se derivan de la naturaleza y tienen propiedades curativas o preventivas.

Los remedios naturales pueden ayudar a estimular el sistema inmunológico al proporcionar nutrientes, antioxidantes, agentes antiinflamatorios, agentes antimicrobianos y agentes inmunomoduladores que pueden mejorar la función y el equilibrio de las células y moléculas inmunitarias. Algunos ejemplos de remedios naturales que pueden ayudar a estimular el sistema inmunológico son:

Miel: La miel es un líquido dulce que producen las abejas a partir del néctar de las flores. La miel tiene propiedades antibacterianas, antivirales, antifúngicas y antiinflamatorias que pueden ayudar a combatir infecciones y reducir la inflamación. La miel también contiene enzimas, vitaminas, minerales y fitoquímicos que pueden apoyar el sistema inmunológico. La miel se puede consumir cruda o agregarse al té, agua u otras bebidas. Sin embargo, no se debe dar miel a niños menores de un año, ya que puede contener esporas de una bacteria que puede causar botulismo, una enfermedad grave que afecta el sistema nervioso.

Ajo: El ajo es una planta bulbosa que pertenece a la familia de las cebollas. El ajo tiene propiedades antimicrobianas, antivirales, antifúngicas y antiinflamatorias que pueden ayudar a prevenir y tratar infecciones y enfermedades.

El ajo también contiene alicina, un compuesto que puede estimular el sistema inmunológico al aumentar la actividad de las células asesinas naturales, macrófagos y linfocitos. El ajo se puede comer crudo, cocido o como suplemento. Sin embargo, el ajo puede interactuar con algunos medicamentos, como los anticoagulantes, y provocar sangrado o hematomas. El ajo también puede provocar mal aliento, indigestión o reacciones alérgicas en algunas personas.

Jengibre: El jengibre es un rizoma o raíz que se usa ampliamente como especia y medicina. El jengibre tiene propiedades antiinflamatorias, antivirales, antifúngicas y antioxidantes que pueden ayudar a reducir la inflamación, combatir infecciones y proteger contra el estrés oxidativo. El jengibre también contiene gingeroles, shogaoles y paradols, compuestos que pueden modular el sistema inmunológico regulando la producción y liberación de citocinas, quimiocinas e inmunoglobulinas. El jengibre se puede consumir fresco, seco, en polvo o en forma de té, jugo o aceite. Sin embargo, el jengibre puede causar acidez de estómago, náuseas o diarrea en algunas personas y puede interactuar con algunos medicamentos, como anticoagulantes, y aumentar el riesgo de sangrado.

Cúrcuma: La cúrcuma es una especia que se deriva de la raíz de una planta que pertenece a la familia del jengibre. La cúrcuma tiene propiedades antiinflamatorias, antioxidantes, antivirales y antibacterianas que pueden ayudar a reducir la inflamación, combatir infecciones y proteger contra el estrés oxidativo. La cúrcuma también contiene curcumina, un compuesto que puede modular el sistema inmunológico al inhibir la activación del factor nuclear kappa B (NF-κB), un factor de transcripción que regula la expresión de genes implicados en la inflamación, la inmunidad y la supervivencia celular. La cúrcuma se puede agregar a alimentos, bebidas o suplementos. Sin embargo, la cúrcuma puede causar malestar estomacal, diarrea o reacciones alérgicas en algunas personas y puede interactuar con algunos medicamentos, como anticoagulantes, y aumentar la probabilidad de sangrado.

Equinácea: La equinácea es una hierba originaria de América del Norte y Europa. La equinácea tiene propiedades inmunoestimulantes, antiinflamatorias, antivirales y antibacterianas que pueden ayudar a mejorar el sistema inmunológico al aumentar la cantidad y la actividad de las células inmunes, como las células asesinas naturales, los macrófagos y los linfocitos.

La equinácea también puede ayudar a prevenir y tratar resfriados comunes, gripe e infecciones respiratorias al reducir la gravedad y la duración de los síntomas. La equinácea se puede tomar en forma de té, extracto o cápsula. Sin embargo, la equinácea puede provocar reacciones alérgicas, especialmente en personas alérgicas a plantas de la misma familia, como la ambrosía, los crisantemos, las caléndulas y las margaritas. La equinácea también puede interactuar con algunos medicamentos, como los inmunosupresores, y reducir su eficacia.

Capítulo 1: Nutrición e inmunidad

¿Cómo influye la nutrición en el sistema inmunológico?

La nutrición es uno de los factores más importantes que influyen en el sistema inmunológico, ya que proporciona los nutrientes y la energía que las células inmunitarias necesitan para funcionar correctamente. La nutrición puede afectar el sistema inmunológico de varias maneras, como por ejemplo:

Apoyar el desarrollo y mantenimiento de las células y moléculas inmunitarias: el sistema inmunitario consta de diferentes tipos de células y moléculas, como células asesinas naturales, macrófagos, linfocitos, anticuerpos, citoquinas y proteínas del complemento, que trabajan juntas para proteger al cuerpo de invasores dañinos. Estas células y moléculas requieren diversos nutrientes, como proteínas, aminoácidos, ácidos grasos, vitaminas, minerales y antioxidantes, para sintetizarse, diferenciarse, proliferar y activarse. Una deficiencia o exceso de estos nutrientes puede dañar el sistema inmunológico al reducir la cantidad y función de las células y moléculas inmunes, y aumentar el riesgo de infecciones y enfermedades.

Modulación de las respuestas inmunes y el equilibrio: el sistema inmunológico puede producir diferentes tipos de respuestas, como innatas, adaptativas, humorales, celulares, inflamatorias y antiinflamatorias, según la naturaleza y la gravedad de la amenaza. Estas respuestas deben equilibrarse y regularse para evitar reacciones excesivas o inapropiadas que puedan dañar los propios tejidos y órganos del cuerpo. La nutrición puede modular el sistema inmunológico al proporcionar nutrientes, como ácidos grasos omega-3, probióticos, prebióticos y fitoquímicos, que pueden influir en la producción y liberación de células y moléculas inmunes, y mejorar o suprimir las respuestas y el equilibrio inmunológico.

Protección contra el estrés oxidativo y la inflamación: El estrés oxidativo y la inflamación son procesos que implican la generación y acumulación de especies reactivas de oxígeno (ROS) y citoquinas proinflamatorias, que pueden causar daño a las células y tejidos y contribuir al envejecimiento y las enfermedades crónicas. El sistema inmunológico puede proteger contra el estrés oxidativo y la inflamación mediante la producción de antioxidantes y agentes antiinflamatorios, como el glutatión, la superóxido dismutasa, la catalasa y la interleucina-10, que pueden neutralizar o reducir las ROS y las citocinas. La nutrición puede proteger contra el estrés oxidativo y la inflamación al proporcionar nutrientes, como vitamina C, vitamina E, selenio, zinc y polifenoles, que pueden actuar como antioxidantes y agentes antiinflamatorios, y apoyar al sistema inmunológico en la lucha contra el estrés oxidativo y la inflamación. .

¿Cuáles son los nutrientes esenciales para la salud inmunológica?

El sistema inmunológico es una red compleja de células, tejidos, órganos y moléculas que protege al cuerpo de invasores dañinos, como bacterias, virus, parásitos y toxinas.

El sistema inmunológico es esencial para nuestra supervivencia, ya que nos ayuda a combatir infecciones y enfermedades, y también mantiene nuestra salud y bienestar general.

Para funcionar correctamente, el sistema inmunológico necesita diversos nutrientes y energía que pueden obtenerse de alimentos, bebidas o suplementos. Algunos de los nutrientes esenciales para la salud inmunológica son:

Proteína: La proteína es el componente básico de las células y moléculas inmunitarias, como los anticuerpos, las citocinas y las proteínas del complemento. La proteína también ayuda a reparar los tejidos y órganos dañados después de una infección o lesión. Las proteínas se pueden obtener de fuentes animales, como carne, huevos, lácteos y pescado, o de fuentes vegetales, como frijoles, nueces, semillas y soja. Para los adultos, la cantidad diaria sugerida (CDR) de proteína es de 0,8 gramos por kilogramo de peso corporal.

Aminoácidos: Los aminoácidos son los componentes de las proteínas y algunos de ellos tienen funciones específicas en el sistema inmunológico. Por ejemplo, la glutamina es una fuente de combustible para las células inmunitarias, especialmente los linfocitos y los macrófagos. La arginina participa en la producción de óxido nítrico, que tiene efectos antimicrobianos y antiinflamatorios. La cisteína es un precursor del glutatión, que es un poderoso antioxidante que protege las células inmunes del estrés oxidativo. Los aminoácidos se pueden obtener de alimentos ricos en proteínas o de suplementos, como L-glutamina, L-arginina y N-acetilcisteína (NAC).

Ácidos grasos: Los ácidos grasos son los componentes de las grasas y algunos de ellos tienen funciones importantes en el sistema inmunológico. Por ejemplo, los ácidos grasos omega-3, como el ácido eicosapentaenoico (EPA) y el ácido docosahexaenoico (DHA), pueden modular el sistema inmunológico al reducir la producción de citocinas proinflamatorias y mejorar la actividad de las células asesinas naturales y los macrófagos. Los ácidos grasos omega-6, como el ácido araquidónico (AA) y el ácido gamma-linolénico (GLA), también pueden modular el sistema inmunológico regulando el equilibrio entre las respuestas proinflamatorias y antiinflamatorias.

Los ácidos grasos se pueden obtener de alimentos como el pescado, las semillas de lino, las nueces y los aceites vegetales, o de suplementos como el aceite de pescado, el aceite de linaza y el aceite de onagra.

vitaminas: Las vitaminas son compuestos orgánicos esenciales para el funcionamiento normal del sistema inmunológico. Algunas de las vitaminas que son importantes para la salud inmunológica son:

Vitamina A: La vitamina A participa en el desarrollo y mantenimiento de las barreras mucosas, como la piel y los tractos respiratorio, gastrointestinal y genitourinario, que son la primera línea de defensa contra los patógenos. La vitamina A también regula la diferenciación y función de las células inmunes, como las células asesinas naturales, los macrófagos y los linfocitos. La vitamina A se puede obtener de fuentes animales, como hígado, huevos, lácteos y pescado, o de fuentes vegetales, como zanahorias, batatas, espinacas y mangos. La dosis diaria recomendada de vitamina A es de 900 microgramos para los hombres y 700 microgramos para las mujeres por día.

Vitamina C: La vitamina C es un potente antioxidante que puede proteger las células inmunitarias del estrés oxidativo y mejorar su actividad. La vitamina C también estimula la producción y función de células y moléculas inmunes, como células asesinas naturales, macrófagos, linfocitos, anticuerpos y citoquinas. La vitamina C también puede ayudar a prevenir y tratar infecciones y enfermedades, como resfriados, gripe y neumonía, al reducir la gravedad y la duración de los síntomas. La vitamina C se puede obtener de frutas y verduras, como cítricos, bayas, kiwi, brócoli y pimientos. La dosis diaria recomendada de vitamina C es de 90 miligramos para los hombres y 75 miligramos para las mujeres por día.

Vitamina D: La vitamina D es una hormona que puede modular el sistema inmunológico regulando la expresión de genes implicados en la inmunidad, la inflamación y la supervivencia celular. La vitamina D también mejora la actividad antimicrobiana de los macrófagos y las células epiteliales e inhibe la proliferación y activación de las células inmunitarias, como las células T y las células B. La vitamina D también puede ayudar a prevenir y tratar trastornos inmunológicos, como enfermedades autoinmunes, alergias y asma, manteniendo la tolerancia y el equilibrio inmunológico. La vitamina D se puede obtener de la exposición a la luz solar, de alimentos como pescado graso, yemas de huevo, champiñones y alimentos enriquecidos, o de suplementos. La dosis diaria recomendada de vitamina D es de 15 microgramos para adultos menores de 70 años y 20 microgramos para adultos mayores de 70 años por día.

Vitamina E: La vitamina E es otro antioxidante que puede proteger las células inmunitarias del estrés oxidativo y mejorar su función. La vitamina E también modula el sistema inmunológico al influir en la producción y liberación de citocinas, quimiocinas e inmunoglobulinas. La vitamina E también puede ayudar a prevenir y tratar infecciones y enfermedades, como el herpes, la hepatitis y el VIH, al inhibir la replicación y la entrada de virus. La vitamina E se puede obtener de alimentos como nueces, semillas, aceites vegetales y germen de trigo. La dosis diaria recomendada de vitamina E es de 15 miligramos para adultos por día.

Vitamina B6: La vitamina B6 participa en el metabolismo de los aminoácidos, que son los componentes de las proteínas y de las células y moléculas inmunitarias. La vitamina B6 también apoya la producción y función de células y moléculas inmunes, como células asesinas naturales, macrófagos, linfocitos, anticuerpos y citocinas. La vitamina B6 también puede ayudar a prevenir y tratar infecciones y enfermedades, como la tuberculosis, la malaria y el VIH, mejorando las respuestas inmunitarias y el equilibrio. La vitamina B6 se puede obtener de alimentos como la carne, las aves, el pescado, los huevos, los lácteos y los plátanos. La dosis diaria recomendada de vitamina B6 es de 1,3 miligramos para adultos menores de 50 años y 1,7 miligramos para hombres y 1,5 miligramos para mujeres mayores de 50 años por día.

Vitamina B12: La vitamina B12 participa en la síntesis de ADN y ARN, que son el material genético de las células y moléculas inmunitarias. La vitamina B12 también apoya la producción y función de células y moléculas inmunes, como células asesinas naturales, macrófagos, linfocitos, anticuerpos y citoquinas. La vitamina B12 también puede ayudar a prevenir y tratar infecciones y enfermedades, como la anemia, la anemia perniciosa y el VIH, al mantener la función nerviosa y de los glóbulos rojos. La vitamina B12 se puede obtener de fuentes animales, como carne, huevos, lácteos y pescado, o de suplementos. La dosis diaria recomendada de vitamina B12 es de 2,4 microgramos por día para adultos.

Minerales: Los minerales son elementos inorgánicos esenciales para el funcionamiento normal del sistema inmunológico. Algunos de los minerales que son importantes para la salud inmunológica son:

Zinc: El zinc es un cofactor de muchas enzimas involucradas en el sistema inmunológico, como la superóxido dismutasa, la catalasa y la glutatión peroxidasa, que son antioxidantes que protegen las células inmunitarias del estrés oxidativo. El zinc también favorece la producción y función de células y moléculas inmunitarias, como células asesinas naturales, macrófagos, linfocitos, anticuerpos y citocinas. El zinc también puede ayudar a prevenir y tratar infecciones y enfermedades, como resfriados, gripe, diarrea y neumonía, al mejorar las respuestas inmunitarias y el equilibrio. El zinc se puede obtener de alimentos como carnes, mariscos, nueces, semillas y cereales integrales, o de suplementos. La dosis diaria recomendada de zinc es de 11 miligramos para los hombres y 8 miligramos para las mujeres por día.

Selenio: El selenio es otro cofactor de muchas enzimas involucradas en el sistema inmunológico, como la glutatión peroxidasa, la tioredoxina reductasa y la selenoproteína P, que son antioxidantes que protegen las células inmunitarias del estrés oxidativo. El selenio también modula el sistema inmunológico al influir en la producción y liberación de citocinas, quimiocinas e inmunoglobulinas. El selenio también puede ayudar a prevenir y tratar infecciones y enfermedades, como infecciones virales, hepatitis y VIH, al inhibir la replicación y la entrada de virus. El selenio se puede obtener de alimentos como las nueces de Brasil, el pescado, la carne, los huevos y las setas, o de suplementos. Los adultos deben consumir 55 microgramos de selenio al día.

Hierro: El hierro es un componente de la hemoglobina, que es una proteína que transporta oxígeno a las células y tejidos inmunitarios. El hierro también apoya la producción y función de células y moléculas inmunes, como células asesinas naturales, macrófagos, linfocitos, anticuerpos y citocinas. El hierro también puede ayudar a prevenir y tratar infecciones y enfermedades, como la anemia, la malaria y la tuberculosis, al mejorar las respuestas inmunitarias y el equilibrio. El hierro se puede obtener de alimentos como carne, aves, pescado, huevos, frijoles y espinacas, o de suplementos.

La dosis diaria recomendada de hierro es de 8 miligramos para los hombres y 18 miligramos para las mujeres por día.

Cobre: El cobre es otro componente de muchas enzimas involucradas en el sistema inmunológico, como la superóxido dismutasa, la ceruloplasmina y la lisil oxidasa, que son antioxidantes que protegen las células inmunitarias del estrés oxidativo. El cobre también apoya la producción y función de células y moléculas inmunes, como células asesinas naturales, macrófagos, linfocitos, anticuerpos y citok.

¿Cuáles son los mejores alimentos para comer para estimular el sistema inmunológico?

Algunos de los mejores alimentos para estimular el sistema inmunológico son:

Frutas cítricas: Las frutas cítricas, como las naranjas, los pomelos, los limones y las limas, son ricas en vitamina C, que es un potente antioxidante que puede proteger las células inmunitarias del estrés oxidativo y mejorar su actividad.

La vitamina C también estimula la producción y función de células y moléculas inmunes, como células asesinas naturales, macrófagos, linfocitos, anticuerpos y citocinas. La vitamina C también puede ayudar a prevenir y tratar infecciones y enfermedades, como resfriados, gripe y neumonía, al reducir la gravedad y la duración de los síntomas. Los cítricos se pueden consumir frescos, en jugo o agregados a ensaladas, batidos o postres.

Bayas: Las bayas, como los arándanos, las fresas, las frambuesas y los arándanos, también son ricas en vitamina C, así como en otros antioxidantes, como antocianinas, flavonoides y ácidos fenólicos, que pueden proteger las células inmunitarias del estrés oxidativo y mejorar su función. . Las bayas también contienen fitoquímicos, como ácido elágico, resveratrol y quercetina, que pueden modular el sistema inmunológico al influir en la producción y liberación de citocinas, quimiocinas e inmunoglobulinas. Las bayas también pueden ayudar a prevenir y tratar infecciones y enfermedades, como las infecciones del tracto urinario, al inhibir la adhesión y el crecimiento de bacterias. Las bayas se pueden comer frescas, congeladas, secas o agregadas al yogur, la avena o los productos horneados.

Yogur: El yogur es un producto lácteo fermentado que contiene probióticos, que son bacterias beneficiosas que pueden colonizar el intestino y apoyar el sistema inmunológico. Los probióticos pueden modular el sistema inmunológico mejorando la actividad de las células asesinas naturales, macrófagos y linfocitos, y produciendo sustancias antimicrobianas, como ácido láctico, peróxido de hidrógeno y bacteriocinas. Los probióticos también pueden ayudar a prevenir y tratar infecciones y enfermedades, como la diarrea, el síndrome del intestino irritable y la enfermedad inflamatoria intestinal, al mantener la barrera intestinal y el equilibrio. El yogur se puede consumir solo, aromatizado o mezclado con frutas, nueces, semillas o granola.

Ajo: El ajo es una planta bulbosa que pertenece a la familia de las cebollas. El ajo tiene propiedades antimicrobianas, antivirales, antifúngicas y antiinflamatorias que pueden ayudar a prevenir y tratar infecciones y enfermedades. El ajo también contiene alicina, un compuesto que puede estimular el sistema inmunológico al aumentar la actividad de las células asesinas naturales, macrófagos y linfocitos. El ajo se puede comer crudo, cocido o como suplemento.

Sin embargo, el ajo puede interactuar con algunos medicamentos, como los anticoagulantes, y provocar sangrado o hematomas. El ajo también puede provocar mal aliento, indigestión o reacciones alérgicas en algunas personas.

Jengibre: El jengibre es un rizoma o raíz que se usa ampliamente como especia y medicina. El jengibre tiene propiedades antiinflamatorias, antivirales, antifúngicas y antioxidantes que pueden ayudar a reducir la inflamación, combatir infecciones y proteger contra el estrés oxidativo. El jengibre también contiene gingeroles, shogaoles y paradols, compuestos que pueden modular el sistema inmunológico regulando la producción y liberación de citocinas, quimiocinas e inmunoglobulinas. El jengibre se puede consumir fresco, seco, en polvo o en forma de té, jugo o aceite. Sin embargo, el jengibre puede causar acidez de estómago, náuseas o diarrea en algunas personas y puede interactuar con algunos medicamentos, como anticoagulantes, y aumentar el riesgo de sangrado.

¿Cuáles son los alimentos que se deben evitar o limitar para prevenir la supresión inmunológica?

Algunos de los alimentos que se deben evitar o limitar para prevenir la supresión inmune son:

Alimentos procesados: Los alimentos procesados son alimentos que han sido alterados respecto de su estado natural y generalmente contienen aditivos, conservantes, colorantes, saborizantes y edulcorantes artificiales. Los alimentos procesados pueden dañar el sistema inmunológico al provocar deficiencias de nutrientes, disbiosis, obesidad y trastornos metabólicos. Los alimentos procesados también pueden aumentar la producción de citoquinas proinflamatorias y reducir la actividad de las células asesinas naturales y los macrófagos. Los alimentos procesados incluyen comida rápida, comida chatarra, alimentos enlatados, alimentos congelados y comidas preparadas.

Azúcares refinados: Los azúcares refinados son azúcares que han sido extraídos y purificados de sus fuentes naturales, como la caña de azúcar, la remolacha o el maíz. Los azúcares refinados pueden dañar el sistema inmunológico al provocar deficiencias de nutrientes, disbiosis, obesidad y trastornos metabólicos. Los azúcares refinados también pueden aumentar la producción de citoquinas proinflamatorias y reducir la actividad de las células asesinas naturales y los linfocitos.

Los azúcares refinados incluyen el azúcar de mesa, el jarabe de maíz con alto contenido de fructosa, la glucosa, la fructosa y la sacarosa.

Grasas saturadas: Las grasas saturadas son grasas sólidas a temperatura ambiente y generalmente provienen de fuentes animales, como la carne, los lácteos y los huevos. Las grasas saturadas pueden dañar el sistema inmunológico al provocar deficiencias de nutrientes, disbiosis, obesidad y trastornos metabólicos. Las grasas saturadas también pueden aumentar la producción de citocinas proinflamatorias y reducir la actividad de las células asesinas naturales y los macrófagos. Las grasas saturadas incluyen mantequilla, queso, crema, manteca de cerdo y tocino.

Alcohol: El alcohol es una sustancia psicoactiva que puede afectar el cerebro y el sistema nervioso. El alcohol puede dañar el sistema inmunológico al causar deficiencias de nutrientes, disbiosis, deshidratación y daño hepático. El alcohol también puede aumentar la producción de citoquinas proinflamatorias y reducir la actividad de las células asesinas naturales, macrófagos y linfocitos. El alcohol también puede aumentar la exposición y la susceptibilidad a agentes infecciosos, como bacterias, virus y hongos. El alcohol incluye cerveza, vino, licores y bebidas espirituosas.

Capítulo 2: Hierbas y suplementos para la inmunidad

¿Cómo apoyan las hierbas y los suplementos el sistema inmunológico?

Las hierbas y los suplementos son sustancias o productos derivados de plantas, animales, minerales o fuentes sintéticas y tienen propiedades medicinales o que promueven la salud. Las hierbas y los suplementos pueden apoyar el sistema inmunológico al proporcionar nutrientes, antioxidantes, agentes antiinflamatorios, agentes antimicrobianos y agentes inmunomoduladores que pueden mejorar la función y el equilibrio de las células y moléculas inmunitarias. Algunos ejemplos de hierbas y suplementos que pueden apoyar el sistema inmunológico son:

Equinácea: La equinácea es una hierba originaria de América del Norte y Europa.

La equinácea tiene propiedades inmunoestimulantes, antiinflamatorias, antivirales y antibacterianas que pueden ayudar a mejorar el sistema inmunológico al aumentar la cantidad y la actividad de las células inmunes, como las células asesinas naturales, los macrófagos y los linfocitos. La equinácea también puede ayudar a prevenir y tratar resfriados comunes, gripe e infecciones respiratorias al reducir la gravedad y la duración de los síntomas. La equinácea se puede tomar en forma de té, extracto o cápsula. Sin embargo, la equinácea puede provocar reacciones alérgicas, especialmente en personas alérgicas a plantas de la misma familia, como la ambrosía, los crisantemos, las caléndulas y las margaritas. La equinácea también puede interactuar con algunos medicamentos, como los inmunosupresores, y reducir su eficacia.

Ginseng: El ginseng es una raíz que se utiliza ampliamente como tónico y adaptógeno. El ginseng tiene propiedades inmunomoduladoras, antiinflamatorias, antioxidantes y antivirales que pueden ayudar a modular el sistema inmunológico regulando la producción y liberación de citocinas, quimiocinas e inmunoglobulinas. El ginseng también puede ayudar a prevenir y tratar infecciones y enfermedades, como el herpes, la hepatitis y el VIH, al inhibir la replicación y la entrada de virus. El ginseng se puede consumir en forma de té, polvo o cápsulas. Sin embargo, el ginseng puede provocar efectos secundarios, como insomnio, dolor de cabeza, náuseas o diarrea, y puede interactuar con algunos medicamentos, como anticoagulantes, y aumentar el riesgo de hemorragia.

Cúrcuma: La cúrcuma es una especia que se deriva de la raíz de una planta que pertenece a la familia del jengibre. La cúrcuma tiene propiedades antiinflamatorias, antioxidantes, antivirales y antibacterianas que pueden ayudar a reducir la inflamación, combatir infecciones y proteger contra el estrés oxidativo. La cúrcuma también contiene curcumina, un compuesto que puede modular el sistema inmunológico al inhibir la activación del factor nuclear kappa B (NF-κB), un factor de transcripción que regula la expresión de genes implicados en la inflamación, la inmunidad y la supervivencia celular. La cúrcuma se puede agregar a alimentos, bebidas o suplementos. Sin embargo, la cúrcuma puede causar malestar estomacal, diarrea o reacciones alérgicas en algunas personas y puede interactuar con algunos medicamentos, como anticoagulantes, y aumentar el riesgo de sangrado.

Vitamina C: La vitamina C es un potente antioxidante que puede proteger las células inmunitarias del estrés oxidativo y mejorar su actividad. La vitamina C también estimula la producción y función de células y moléculas inmunes, como células asesinas naturales, macrófagos, linfocitos, anticuerpos y citoquinas. La vitamina C también puede ayudar a prevenir y tratar infecciones y enfermedades, como resfriados, gripe y neumonía, al reducir la gravedad y la duración de los síntomas. La vitamina C se puede obtener de frutas y verduras, como cítricos, bayas, kiwi, brócoli y pimientos, o de suplementos. La dosis diaria recomendada de vitamina C es de 90 miligramos para los hombres y 75 miligramos para las mujeres por día.

Zinc: El zinc es un cofactor de muchas enzimas involucradas en el sistema inmunológico, como la superóxido dismutasa, la catalasa y la glutatión peroxidasa, que son antioxidantes que protegen las células inmunitarias del estrés oxidativo. El zinc también apoya la producción y función de células y moléculas inmunes, como células asesinas naturales, macrófagos, linfocitos, anticuerpos y citocinas.

El zinc también puede ayudar a prevenir y tratar infecciones y enfermedades, como resfriados, gripe, diarrea y neumonía, al mejorar las respuestas inmunitarias y el equilibrio. El zinc se puede obtener de alimentos como carnes, mariscos, nueces, semillas y cereales integrales, o de suplementos. La dosis diaria recomendada de zinc es de 11 miligramos para los hombres y 8 miligramos para las mujeres por día.

¿Cuáles son las hierbas y suplementos más eficaces para la salud inmunológica?

Existen muchas hierbas y suplementos que pueden apoyar el sistema inmunológico, pero algunos de ellos pueden ser más efectivos que otros, según las necesidades, preferencias y condiciones de cada individuo. Sin embargo, según la evidencia científica actual, algunas de las hierbas y suplementos más eficaces para la salud inmunológica son:

Equinácea: La equinácea es una hierba originaria de América del Norte y Europa. La equinácea tiene propiedades inmunoestimulantes, antiinflamatorias, antivirales y antibacterianas que pueden ayudar a mejorar el sistema inmunológico al aumentar la cantidad y la actividad de las células inmunes, como las células asesinas naturales, los macrófagos y los linfocitos. La equinácea también puede ayudar a prevenir y tratar resfriados comunes, gripe e infecciones respiratorias al reducir la gravedad y la duración de los síntomas. La equinácea se puede tomar en forma de té, extracto o cápsula. Sin embargo, la equinácea puede causar reacciones alérgicas, especialmente en personas alérgicas a plantas de la familia similar, incluidas la crisán y la ambrosía. La equinácea también puede interactuar con algunos medicamentos, como los inmunosupresores, y reducir su eficacia.

Ginseng: El ginseng es una raíz que se utiliza ampliamente como tónico y adaptógeno. El ginseng tiene propiedades inmunomoduladoras, antiinflamatorias, antioxidantes y antivirales que pueden ayudar a modular el sistema inmunológico regulando la producción y liberación de citocinas, quimiocinas e inmunoglobulinas. El ginseng también puede ayudar a prevenir y tratar infecciones y enfermedades, como el herpes, la hepatitis y el VIH, al inhibir la replicación y la entrada de virus. El ginseng se puede consumir en forma de té, polvo o cápsulas.

Sin embargo, el ginseng puede provocar efectos secundarios, como insomnio, dolor de cabeza, náuseas o diarrea, y puede interactuar con algunos medicamentos, como anticoagulantes, y aumentar el riesgo de hemorragia.

Cúrcuma: La cúrcuma es una especia que se deriva de la raíz de una planta que pertenece a la familia del jengibre. La cúrcuma tiene propiedades antiinflamatorias, antioxidantes, antivirales y antibacterianas que pueden ayudar a reducir la inflamación, combatir infecciones y proteger contra el estrés oxidativo. La cúrcuma también contiene curcumina, un compuesto que puede modular el sistema inmunológico al inhibir la activación del factor nuclear kappa B (NF-κB), un factor de transcripción que regula la expresión de genes implicados en la inflamación, la inmunidad y la supervivencia celular. La cúrcuma se puede agregar a alimentos, bebidas o suplementos. Sin embargo, la cúrcuma puede causar malestar estomacal, diarrea o reacciones alérgicas en algunas personas y puede interactuar con algunos medicamentos, como anticoagulantes, y aumentar el riesgo de sangrado.

Vitamina C: La vitamina C es un potente antioxidante que puede proteger las células inmunitarias del estrés oxidativo y mejorar su actividad.

La vitamina C también estimula la producción y función de células y moléculas inmunes, como células asesinas naturales, macrófagos, linfocitos, anticuerpos y citoquinas. La vitamina C también puede ayudar a prevenir y tratar infecciones y enfermedades, como resfriados, gripe y neumonía, al reducir la gravedad y la duración de los síntomas. La vitamina C se puede obtener de frutas y verduras, como cítricos, bayas, kiwi, brócoli y pimientos, o de suplementos. La dosis diaria recomendada de vitamina C es de 90 miligramos para los hombres y 75 miligramos para las mujeres por día.

Zinc: el zinc es un cofactor de muchas enzimas involucradas en el sistema inmunológico, como la superóxido dismutasa, la catalasa y la glutatión peroxidasa, que son antioxidantes que protegen las células inmunitarias del estrés oxidativo. El zinc también favorece la producción y función de células y moléculas inmunitarias, como células asesinas naturales, macrófagos, linfocitos, anticuerpos y citocinas. El zinc también puede ayudar a prevenir y tratar infecciones y enfermedades, como resfriados, gripe, diarrea y neumonía, al mejorar las respuestas inmunitarias y el equilibrio.

El zinc se puede obtener de alimentos como carnes, mariscos, nueces, semillas y cereales integrales, o de suplementos. La dosis diaria recomendada de zinc es de

11 miligramos para los hombres y 8 miligramos para las mujeres por día.

Estas son algunas de las hierbas y suplementos más eficaces para la salud inmunológica, pero no son los únicos. Existen muchas otras hierbas y suplementos que también pueden apoyar el sistema inmunológico, como el ajo, el jengibre, la vitamina D, el selenio, el hierro, el cobre, el magnesio y más. Sin embargo, antes de tomar cualquier hierba o suplemento, es recomendable consultar con un médico o profesional de la salud, ya que pueden tener efectos secundarios o interacciones con otros medicamentos o afecciones. También es importante seguir la dosis y la duración recomendadas y elegir productos de alta calidad de fuentes acreditadas. Las hierbas y los suplementos pueden complementar, pero no reemplazar, una dieta, un estilo de vida y una atención médica saludables para la salud inmunológica.

¿Cómo utilizar hierbas y suplementos de forma segura y eficaz?

Las hierbas y los suplementos son sustancias o productos que pueden apoyar el sistema inmunológico proporcionando diversos beneficios, como nutrientes, antioxidantes, agentes antiinflamatorios, agentes antimicrobianos y agentes inmunomoduladores. Sin embargo, las hierbas y los suplementos no están regulados por la Administración de Alimentos y Medicamentos (FDA) y pueden tener efectos secundarios o interacciones con otros medicamentos o afecciones. Por lo tanto, es importante utilizar hierbas y suplementos de forma segura y eficaz siguiendo estos consejos:

Consulte con un médico o un profesional de la salud antes de tomar cualquier hierba o suplemento: esto es especialmente importante si tiene alguna afección médica, alergias o está embarazada o amamantando. Un médico o un profesional de la salud puede ayudarlo a determinar el tipo, la dosis y la duración adecuados de las hierbas o suplementos, y monitorear su progreso y reacciones.

También pueden asesorarlo sobre posibles efectos secundarios o interacciones con otros medicamentos o suplementos que esté tomando y cómo evitarlos o controlarlos.

Elija productos de alta calidad de fuentes confiables: no todas las hierbas y suplementos son iguales y algunos de ellos pueden contener contaminantes, aditivos o ingredientes o cantidades incorrectas. Por lo tanto, es importante elegir productos de alta calidad de fuentes acreditadas, como productos orgánicos certificados, sin OGM o probados por terceros. También puede consultar las etiquetas y los sitios web de los productos para obtener información sobre los ingredientes, las fuentes, la fabricación y los métodos de prueba, y buscar sellos de aprobación de organizaciones independientes, como la Farmacopea de los Estados Unidos (USP), la Fundación Nacional de Saneamiento (NSF) o ConsumerLab.com.

Siga la dosis y la duración recomendadas: tomar demasiadas o muy pocas hierbas o suplementos, o tomarlos durante demasiado tiempo o demasiado poco tiempo, puede afectar su eficacia y seguridad. Por lo tanto, es importante seguir la dosis y duración recomendada de las hierbas o suplementos, según lo sugerido por el médico o el profesional de la salud, o por la etiqueta del producto o el sitio web. También puede usar una cuchara, taza o báscula medidora para asegurarse de la cantidad exacta de hierbas o suplementos y mantener un registro de cuándo y cuánto los toma.

Tenga en cuenta los posibles efectos secundarios o interacciones: aunque las hierbas y los suplementos son naturales, aún pueden causar efectos secundarios o interacciones con otros medicamentos o suplementos, o con ciertos alimentos o bebidas. Algunos de los efectos secundarios o interacciones comunes de las hierbas y los suplementos son:

Reacciones alérgicas: Algunas personas pueden ser alérgicas a determinadas hierbas o suplementos, o a sus componentes, como el polen, el látex o el gluten. Las reacciones alérgicas pueden variar de leves a graves y pueden incluir síntomas como sarpullido, picazón, hinchazón, urticaria, dificultad para respirar o anafilaxia. Si experimenta algún signo de reacción alérgica, deje de tomar las hierbas o suplementos inmediatamente y busque atención médica.

Sangrado o hematomas: Algunas hierbas o suplementos, como el ajo, el jengibre, el ginseng, la cúrcuma, la vitamina E y los ácidos grasos omega-3, pueden diluir la sangre y aumentar el riesgo de hemorragia o hematomas, especialmente si se toman con anticoagulantes, como warfarina o aspirina. o ibuprofeno. Si está tomando anticoagulantes o tiene algún trastorno hemorrágico, consulte con su médico antes de tomar estas hierbas o suplementos y controle su coagulación sanguínea y sus niveles de plaquetas con regularidad.

Problemas digestivos: Algunas hierbas o suplementos, como la equinácea, el zinc, el hierro, el cobre, el magnesio y los probióticos, pueden causar problemas digestivos, como náuseas, vómitos, diarrea, estreñimiento o dolor abdominal, especialmente si se toman con el estómago vacío o en grandes cantidades. dosis. Si experimenta algún problema digestivo, intente tomar las hierbas o los suplementos con alimentos, reduzca la dosis o cambie a una forma diferente, como líquido, cápsula o polvo. También puede beber mucha agua y comer alimentos ricos en fibra para facilitar la digestión y absorción de las hierbas o suplementos.

Daño hepático: Algunas hierbas o suplementos, como la kava, la consuelda, el chaparral y la vitamina A, pueden causar daño hepático, especialmente si se toman en dosis altas, o durante mucho tiempo, o con alcohol, o con otros medicamentos que afectan el hígado, como acetaminofén, estatinas o antibióticos. El daño hepático puede provocar síntomas como ictericia, orina oscura, heces pálidas, fatiga, pérdida de apetito o dolor abdominal. Si tiene algún problema hepático o está tomando algún medicamento que afecte el hígado, consulte con su médico antes de tomar estas hierbas o suplementos y controle sus pruebas de función hepática con regularidad.

Cambios hormonales: Algunas hierbas o suplementos, como el ginseng, el regaliz, la soja, el cohosh negro y la vitamina D, pueden afectar el equilibrio hormonal, especialmente si se toman en dosis altas, o durante mucho tiempo, o con otras hormonas, como las píldoras anticonceptivas. terapia de reemplazo hormonal o medicamentos para la tiroides. Los cambios hormonales pueden provocar síntomas como acné, caída del cabello, aumento de peso, cambios de humor, períodos irregulares o sensibilidad en los senos. Si tiene algún problema hormonal o está tomando hormonas, consulte con su médico antes de tomar estas hierbas o suplementos y controle sus niveles hormonales con regularidad.

Estos son algunos de los consejos sobre cómo utilizar hierbas y suplementos de forma segura y eficaz, pero no son los únicos. Hay muchos otros factores que pueden afectar la eficacia y seguridad de las hierbas y suplementos, como la edad, el peso, el estado de salud y la composición genética del individuo. Por lo tanto, es importante hacer su propia investigación y consultar con un médico o profesional de la salud antes de tomar cualquier hierba o suplemento, y seguir sus instrucciones y recomendaciones. Las hierbas y los suplementos pueden complementar, pero no reemplazar, una dieta, un estilo de vida y una atención médica saludables para la salud inmunológica.

¿Cuáles son las posibles interacciones y efectos secundarios de las hierbas y suplementos?

Las hierbas y los suplementos son productos naturales que pueden tener diversos efectos en el organismo. Algunos de ellos pueden interactuar con medicamentos, ya sea potenciando o reduciendo sus efectos, o provocando efectos secundarios no deseados.

Por lo tanto, es importante ser consciente de las posibles interacciones y efectos secundarios de las hierbas y suplementos, especialmente si está tomando algún medicamento recetado o de venta libre.

A continuación se muestran algunos ejemplos de hierbas y suplementos que pueden interactuar con los medicamentos:

La hierba de San Juan es una hierba que se utiliza a menudo para la depresión, la ansiedad y el insomnio. Sin embargo, puede interactuar con muchos tipos de medicamentos, como antidepresivos, píldoras anticonceptivas, anticoagulantes, medicamentos contra el VIH y otros. En la mayoría de los casos, acelera la descomposición de estos medicamentos en el cuerpo, lo que lleva a niveles más bajos y a una eficacia reducida. También puede causar efectos secundarios graves, como el síndrome serotoninérgico, cuando se toma con ciertos antidepresivos.

El ajo es un ingrediente común en muchas cocinas y se ha utilizado para obtener diversos beneficios para la salud, como reducir la presión arterial y el colesterol y prevenir infecciones. Sin embargo, el ajo también puede diluir la sangre, de forma similar a la aspirina, y aumentar el riesgo de hemorragia. Esto puede ser un problema para las personas que toman anticoagulantes, como warfarina, o que se someten a cirugías o procedimientos dentales.

El té verde es una bebida popular que contiene antioxidantes y otros compuestos que pueden tener efectos antiinflamatorios, anticancerígenos y para bajar de peso. Sin embargo, el té verde también puede interactuar con algunos descongestionantes, como la pseudoefedrina, y provocar un aumento de la presión arterial y la frecuencia cardíaca. Esto puede ser peligroso para las personas que tienen problemas cardíacos o vasculares[2].

El sello de oro es una hierba que se utiliza a menudo para problemas digestivos, infecciones y problemas de la piel. Sin embargo, también puede afectar el metabolismo de algunos fármacos, como la ciclosporina, la digoxina y la warfarina, y alterar sus niveles en el organismo. Esto puede provocar toxicidad o reducción de la eficacia de estos medicamentos. Goldenseal tiene un alto riesgo de interacción con muchos medicamentos y debe usarse con precaución.

Estos son sólo algunos de los ejemplos de hierbas y suplementos que pueden interactuar con los medicamentos. Hay muchos otros que pueden tener efectos similares o diferentes. Por lo tanto, es recomendable consultar a su proveedor de atención médica antes de tomar cualquier hierba o suplemento, especialmente si está tomando algún medicamento o tiene alguna afección médica. También debe informar a su proveedor de atención médica sobre todas las hierbas y suplementos que está tomando e informar cualquier efecto secundario o cambio en su salud. Al hacerlo, podrá evitar posibles interacciones y efectos secundarios, y utilizar hierbas y suplementos de forma segura y eficaz.

Capítulo 3: Estilo de vida e inmunidad

¿Cómo afecta el estilo de vida al sistema inmunológico?

Estilo de vida es un término que abarca muchos aspectos de nuestros hábitos, elecciones y comportamientos diarios. El estilo de vida puede afectar el sistema inmunológico de varias maneras, ya sea positiva o negativamente. La defensa del cuerpo contra invasores patógenos como bacterias, virus, hongos y parásitos la proporciona el sistema inmunológico, que es una intrincada red de células, tejidos y órganos. El sistema inmunológico también ayuda a regular la inflamación, que es una respuesta normal a una lesión o infección, pero que puede volverse crónica y dañina si no se controla.

Algunos de los factores del estilo de vida que pueden influir en el sistema inmunológico son:

Dieta: La dieta juega un papel crucial al proporcionar los nutrientes y antioxidantes que el sistema inmunológico necesita para funcionar correctamente. Una dieta equilibrada que incluya una variedad de frutas, verduras, cereales integrales, proteínas magras, grasas saludables y probióticos puede ayudar a reforzar el sistema inmunológico y prevenir deficiencias. Algunos de los nutrientes que son especialmente importantes para el sistema inmunológico son la vitamina C, la vitamina D, el zinc, el selenio, el hierro y los ácidos grasos omega-3. Por otro lado, una dieta rica en alimentos procesados, azúcares añadidos, grasas saturadas y alcohol puede dañar el sistema inmunológico y aumentar la inflamación.

Ejercicio: El ejercicio puede tener efectos tanto positivos como negativos sobre el sistema inmunológico, dependiendo del tipo, intensidad, duración y frecuencia de la actividad física. El ejercicio moderado, como caminar a paso ligero, andar en bicicleta o nadar, puede mejorar el sistema inmunológico al mejorar la circulación sanguínea, reducir el estrés y disminuir el riesgo de enfermedades crónicas, como la obesidad, la diabetes y las enfermedades cardiovasculares. Sin embargo, el ejercicio excesivo o extenuante, como correr un maratón, puede inhibir el sistema inmunológico y aumentar el riesgo de infecciones, especialmente en el tracto respiratorio superior. Por eso, es importante encontrar un equilibrio entre descanso y ejercicio, y escuchar las señales de tu cuerpo.

Dormir: El sueño es esencial para el sistema inmunológico, ya que permite al cuerpo reparar y regenerar sus células y tejidos, y producir y liberar moléculas inmunes, como citoquinas, anticuerpos y células asesinas naturales. La falta de sueño o un sueño de mala calidad pueden perjudicar el sistema inmunológico y aumentar la susceptibilidad a infecciones, inflamación y enfermedades crónicas. La cantidad óptima de sueño puede variar de persona a persona, pero en general, los adultos necesitan entre 7 y 9 horas de sueño por noche, mientras que los niños y adolescentes necesitan más.

De fumar: Fumar es uno de los factores de estilo de vida más dañinos para el sistema inmunológico, ya que expone al cuerpo a miles de sustancias químicas tóxicas que pueden dañar las células y tejidos del sistema inmunológico e interferir con su funcionamiento normal. Fumar puede aumentar el riesgo de infecciones, como neumonía, tuberculosis e influenza, y de enfermedades crónicas, como cáncer, enfermedad pulmonar obstructiva crónica y enfermedades cardiovasculares. Dejar de fumar puede mejorar el sistema inmunológico y reducir el riesgo de padecer estas enfermedades.

Estrés: El estrés es una parte natural e inevitable de la vida, pero cuando se vuelve crónico o abrumador, puede tener efectos negativos en el sistema inmunológico. El estrés puede activar el sistema nervioso simpático y el eje hipotalámico-pituitario-suprarrenal, que liberan hormonas, como la adrenalina, el cortisol y la norepinefrina, que pueden suprimir el sistema inmunológico y aumentar la inflamación. El estrés crónico también puede afectar el comportamiento y el estado de ánimo de la persona, lo que lleva a estrategias de afrontamiento poco saludables, como comer en exceso, fumar, beber o abusar de drogas, que pueden dañar aún más el sistema inmunológico. Por lo tanto, es importante gestionar el estrés de forma saludable, como la meditación, el yoga, los ejercicios de respiración, los pasatiempos, el apoyo social y el asesoramiento.

Edad: La edad es otro factor que puede afectar al sistema inmunológico, ya que sufre cambios a lo largo de la vida. El sistema inmunológico es inmaduro en bebés y niños, lo que los hace más vulnerables a infecciones y alergias, pero también más receptivos a las vacunas y las inmunoterapias. El sistema inmunológico alcanza su punto máximo en la edad adulta temprana y luego disminuye gradualmente con la edad, un proceso conocido como inmunosenescencia[12]. Esto puede resultar en una función inmune reducida, un aumento de la inflamación y un mayor riesgo de infecciones, enfermedades autoinmunes y cáncer en adultos mayores[12]. Sin embargo, algunos de los efectos del envejecimiento en el sistema inmunológico pueden modularse mediante factores del estilo de vida, como la dieta, el ejercicio, el sueño y el estrés.

Condiciones médicas: Algunas afecciones médicas también pueden afectar el sistema inmunológico, ya sea provocando que esté hiperactivo o hipoactivo. Por ejemplo, las enfermedades autoinmunes, como la artritis reumatoide, el lupus y la diabetes tipo 1, se caracterizan por una respuesta inmune anormal que ataca los propios tejidos del cuerpo, provocando inflamación y daño. Por otro lado, las enfermedades de inmunodeficiencia, como el VIH/SIDA, la inmunodeficiencia primaria y el cáncer, se caracterizan por una respuesta inmune debilitada o ausente que no logra proteger al cuerpo de infecciones y tumores. Estas afecciones requieren atención y tratamiento médico, que pueden incluir fármacos inmunosupresores, inmunomoduladores o inmunoterapia.

Como puedes ver, el estilo de vida puede tener un impacto significativo en el sistema inmunológico y, por tanto, en la salud y el bienestar general de la persona. Adoptando un estilo de vida saludable que incluya una dieta equilibrada, ejercicio moderado, sueño adecuado, dejar de fumar, control del estrés y chequeos periódicos, puedes ayudar a fortalecer tu sistema inmunológico y prevenir o tratar muchas enfermedades. Recuerde, su sistema inmunológico es su mejor aliado para combatir los gérmenes y mantenerse saludable.

¿Cuáles son las mejores prácticas para mejorar el sistema inmunológico?

El sistema inmunológico es el mecanismo de defensa del cuerpo contra invasores dañinos, como bacterias, virus, hongos y parásitos. Un sistema inmunológico fuerte puede ayudar a prevenir o combatir infecciones y enfermedades, mientras que un sistema inmunológico débil puede hacerlo más susceptible a las enfermedades.

Hay muchos factores que pueden afectar el sistema inmunológico, como la edad, la genética, las condiciones médicas y las exposiciones ambientales. Sin embargo, también existen algunas opciones de estilo de vida que pueden mejorar el sistema inmunológico y mejorar su salud y bienestar general.

Dormir lo suficiente: Dormir es esencial para el sistema inmunológico, ya que permite al cuerpo reparar y regenerar sus células y tejidos, y producir y liberar moléculas inmunes, como citoquinas, anticuerpos y células asesinas naturales. La falta de sueño o un sueño de mala calidad pueden perjudicar el sistema inmunológico y aumentar la susceptibilidad a infecciones, inflamación y enfermedades crónicas. Los adultos deben intentar dormir 7 o más horas por noche, mientras que los adolescentes necesitan de 8 a 10 horas y los niños más pequeños y los bebés, hasta 14 horas.

Consuma una dieta equilibrada: la dieta juega un papel crucial a la hora de proporcionar los nutrientes y antioxidantes que el sistema inmunológico necesita para funcionar correctamente. Una dieta equilibrada que incluya una variedad de frutas, verduras, nueces, semillas y legumbres puede ayudar a reforzar el sistema inmunológico y prevenir deficiencias. Algunos de los nutrientes que son especialmente importantes para el sistema inmunológico son la vitamina C, la vitamina D, el zinc, el selenio, el hierro y los ácidos grasos omega-3[12]. Por otro lado, una dieta rica en alimentos procesados, azúcares agregados, grasas saturadas y alcohol puede dañar el sistema inmunológico y aumentar la inflamación[12].

Haga ejercicio moderadamente: El ejercicio puede tener efectos tanto positivos como negativos en el sistema inmunológico, dependiendo del tipo, intensidad, duración y frecuencia de la actividad física. El ejercicio moderado, como caminar a paso ligero, andar en bicicleta o nadar, puede mejorar el sistema inmunológico al mejorar la circulación sanguínea, reducir el estrés y disminuir el riesgo de enfermedades crónicas, como la obesidad, la diabetes y las enfermedades cardiovasculares. Sin embargo, el ejercicio excesivo o extenuante, como correr un maratón, puede inhibir el sistema inmunológico y aumentar el riesgo de infecciones, especialmente en el tracto respiratorio superior. Por eso, es importante encontrar un equilibrio entre descanso y ejercicio, y escuchar las señales de tu cuerpo.

Controle el estrés: el estrés es una parte natural e inevitable de la vida, pero cuando se vuelve crónico o abrumador, puede tener efectos negativos en el sistema inmunológico. El estrés puede activar el sistema nervioso simpático y el eje hipotalámico-pituitario-suprarrenal, que liberan hormonas, como la adrenalina, el cortisol y la norepinefrina, que pueden suprimir el sistema inmunológico y aumentar la inflamación. El estrés crónico también puede afectar el comportamiento y el estado de ánimo de la persona, lo que lleva a estrategias de afrontamiento poco saludables, como comer en exceso, fumar, beber o abusar de drogas, que pueden dañar aún más el sistema inmunológico. Por lo tanto, es importante gestionar el estrés de forma saludable, como la meditación, el yoga, los ejercicios de respiración, los pasatiempos, el apoyo social y el asesoramiento.

Dejar de fumar: Fumar es uno de los factores de estilo de vida más dañinos para el sistema inmunológico, ya que expone al cuerpo a miles de químicos tóxicos que pueden dañar las células y tejidos del sistema inmunológico e interferir con su funcionamiento normal. Fumar puede aumentar el riesgo de infecciones, como neumonía, tuberculosis e influenza, y de enfermedades crónicas, como cáncer, enfermedad pulmonar obstructiva crónica y enfermedades cardiovasculares. Dejar de fumar puede mejorar el sistema inmunológico y reducir el riesgo de padecer estas enfermedades.

Vacúnese: Las vacunas son una de las formas más efectivas de prevenir enfermedades infecciosas y estimular el sistema inmunológico. Las vacunas funcionan exponiendo el cuerpo a una forma debilitada o inactiva de un patógeno, lo que estimula el sistema inmunológico para que produzca anticuerpos y células de memoria que pueden reconocer y combatir el mismo patógeno o uno similar en el futuro. Las vacunas pueden protegerlo de enfermedades como sarampión, paperas, rubéola, polio, tétanos, difteria, tos ferina, hepatitis, meningitis, influenza y COVID-19. Es importante seguir el calendario de vacunación recomendado y recibir vacunas de refuerzo cuando sea necesario.

Estas son algunas de las mejores prácticas para potenciar el sistema inmunológico y mejorar su salud. Sin embargo, tenga en cuenta que estos no son específicos del COVID-19 y que ningún suplemento, dieta o modificación del estilo de vida puede protegerlo de desarrollar COVID-19. La mejor manera de prevenir el COVID-19 es seguir las pautas de salud pública, como usar mascarilla, practicar el distanciamiento físico, lavarse las manos con frecuencia y evitar grandes reuniones.

¿Cómo gestionar el estrés, el sueño, el ejercicio y la higiene para la salud inmunológica?

La intrincada red de células, tejidos y órganos que constituye el sistema inmunológico protege al cuerpo contra invasores peligrosos como bacterias, virus, hongos y parásitos. Como reacción natural al daño o la infección, la inflamación es otra función del sistema inmunológico. Sin embargo, cuando el sistema inmunológico no funciona correctamente, puede causar problemas como alergias, enfermedades autoinmunes, infecciones crónicas y cáncer.

Uno de los factores que puede afectar el sistema inmunológico es el estilo de vida del individuo. El estrés, el sueño, el ejercicio y la higiene son algunos de los aspectos del estilo de vida que pueden tener un impacto positivo o negativo en el sistema inmunológico. A continuación se ofrecen algunos consejos sobre cómo gestionar estos factores para lograr una salud inmunológica óptima:

Estrés: El estrés es una parte natural e inevitable de la vida, pero demasiado estrés puede debilitar el sistema inmunológico y hacerlo más susceptible a infecciones y enfermedades. El estrés también puede desencadenar o empeorar la inflamación, que puede dañar los tejidos y órganos del cuerpo. Por lo tanto, es importante encontrar formas saludables de afrontar el estrés, como técnicas de relajación, meditación, yoga, ejercicios de respiración, pasatiempos, apoyo social, asesoramiento o terapia.

Evitar o limitar las fuentes de estrés, como el trabajo, la familia o los problemas financieros, también puede ayudar a reducir el nivel de estrés.

Dormir: El sueño es esencial para el sistema inmunológico, ya que permite que el cuerpo descanse, se repare y se regenere. Durante el sueño, el sistema inmunológico produce y libera varias moléculas que ayudan a combatir las infecciones y la inflamación, como citocinas, anticuerpos y células asesinas naturales. La falta de sueño o la mala calidad del sueño pueden afectar el sistema inmunológico y aumentar la posibilidad de enfermedades e infecciones. Por lo tanto, se recomienda dormir al menos entre siete y ocho horas por noche y seguir buenas prácticas de higiene del sueño, como tener un horario de sueño regular, evitar la cafeína, el alcohol, la nicotina y las comidas copiosas antes de acostarse, mantener el dormitorio oscuro, tranquilo y cómodo, y evitando el uso de dispositivos electrónicos antes o durante el sueño.

Ejercicio: El ejercicio es beneficioso para el sistema inmunológico, ya que ayuda a mejorar la circulación sanguínea, el suministro de oxígeno y el drenaje linfático, todos ellos importantes para el funcionamiento del sistema inmunológico. El ejercicio también ayuda a reducir el estrés, mejorar el estado de ánimo y mejorar la calidad del sueño, lo que también puede estimular el sistema inmunológico. Sin embargo, el ejercicio excesivo o demasiado intenso puede tener el efecto contrario, ya que puede provocar estrés físico y mental, inflamación y daño a los tejidos, lo que puede perjudicar el sistema inmunológico y aumentar el riesgo de infecciones y enfermedades. Por ello, se aconseja seguir una rutina de ejercicio moderada y equilibrada, que incluya ejercicios aeróbicos, de fuerza y de flexibilidad, y descansar y recuperarse adecuadamente entre entrenamientos.

Higiene: La higiene es otro factor que puede influir en el sistema inmunológico, ya que ayuda a prevenir la exposición y transmisión de gérmenes nocivos que pueden provocar infecciones y enfermedades. Las prácticas de higiene incluyen lavarse las manos frecuente y minuciosamente con agua y jabón, especialmente antes y después de comer, después de ir al baño, después de toser, estornudar o sonarse la nariz y después de tocar superficies u objetos potencialmente contaminados. La higiene también implica cubrirse la boca y la nariz con un pañuelo desechable o con el codo al toser o estornudar, y desechar el pañuelo adecuadamente. La higiene también incluye mantener limpio el cuerpo, el cabello, las uñas, los dientes y la ropa, y evitar compartir artículos personales como toallas, cepillos de dientes, afeitadoras o utensilios.

Higiene también significa quedarse en casa y buscar atención médica cuando se está enfermo, y seguir el calendario de vacunación recomendado para prevenir determinadas enfermedades.

Cómo evitar o reducir la exposición a toxinas y patógenos que debilitan el sistema inmunológico.

El cuerpo está protegido de invasores peligrosos como bacterias, virus, hongos y parásitos gracias a la intrincada red de células, tejidos y órganos que forman el sistema inmunológico. El sistema inmunológico también ayuda a regular la inflamación, que es una respuesta normal a una lesión o infección. Sin embargo, el sistema inmunológico también puede verse afectado por factores externos, como toxinas y patógenos, que pueden debilitar su función y aumentar el riesgo de infecciones y enfermedades.

Las toxinas son sustancias que pueden causar daño a las células y tejidos del cuerpo e interferir con el funcionamiento normal de los órganos y sistemas. Las toxinas pueden provenir de diversas fuentes, como la contaminación del aire, la contaminación del agua, los aditivos alimentarios, los pesticidas, las drogas, el alcohol, el tabaco, los cosméticos, los productos domésticos y los desechos industriales. Las toxinas también pueden ser producidas por el propio cuerpo, como resultado de procesos metabólicos o infecciones.

Los patógenos son microorganismos que pueden causar infecciones y enfermedades en el cuerpo, como bacterias, virus, hongos y parásitos. Los patógenos pueden ingresar al cuerpo a través de diversas vías, como inhalación, ingestión, contacto con la piel, contacto sexual o picaduras de insectos. Los patógenos también pueden transmitirse de persona a persona o de animales a humanos.

Para evitar o reducir la exposición a toxinas y patógenos que debilitan el sistema inmunológico, aquí tienes algunos consejos a seguir:

Toxinas: Para reducir la exposición a toxinas, es recomendable evitar o limitar el uso de sustancias que puedan dañar el organismo, como drogas, alcohol, tabaco y cafeína. También es importante elegir alimentos orgánicos, frescos y no procesados, y lavarlos bien antes de consumirlos. También se recomienda beber agua filtrada o purificada, y evitar botellas o recipientes de plástico que puedan filtrar químicos al agua. También es beneficioso utilizar productos naturales o ecológicos para el cuidado personal, la limpieza y la jardinería, y evitar fragancias, colorantes y conservantes sintéticos. También es fundamental evitar o minimizar la exposición a la contaminación del aire, mediante el uso de purificadores de aire, mascarillas o filtros, y evitando fumar o el humo de segunda mano. También es útil desintoxicar el cuerpo con regularidad mediante el consumo de alimentos que favorezcan el hígado, los riñones y el colon, como verduras crucíferas, ajo, cebolla, cúrcuma, jengibre, limón, manzana, remolacha y linaza. También es recomendable hacer ejercicio, sudar e hidratarse, para ayudar al cuerpo a eliminar toxinas a través de la piel, los pulmones y la orina.

Patógenos: Para evitar o reducir la exposición a patógenos, es fundamental practicar una buena higiene, como lavarse las manos frecuente y minuciosamente con agua y jabón, especialmente antes y después de comer, después de ir al baño, después de toser, estornudar o sonarse la ropa. nariz y después de tocar superficies u objetos potencialmente contaminados. También es importante cubrirse la boca y la nariz con un pañuelo desechable o con el codo al toser o estornudar, y desechar el pañuelo adecuadamente. También es necesario mantener limpio el cuerpo, el cabello, las uñas, los dientes y la ropa, y evitar compartir objetos personales como toallas, cepillos de dientes, afeitadoras o utensilios. También es recomendable quedarse en casa y buscar atención médica cuando se esté enfermo, y seguir el calendario de vacunación recomendado para prevenir determinadas enfermedades. También es beneficioso evitar o limitar el contacto con personas o animales enfermos o infectados, y utilizar protección al realizar actividades sexuales. También es útil estimular el sistema inmunológico llevando una dieta equilibrada y nutritiva, tomando suplementos como vitamina C, zinc y probióticos, y controlando el estrés, el sueño y el ejercicio.

Capítulo 4: Remedios naturales para los trastornos inmunológicos comunes

Remedios naturales para los trastornos inmunológicos comunes

El cuerpo está protegido de invasores peligrosos como bacterias, virus, hongos y parásitos gracias a la intrincada red de células, tejidos y órganos que forman el sistema inmunológico. El sistema inmunológico también ayuda a regular la inflamación, que es una respuesta normal a una lesión o infección. Sin embargo, a veces el sistema inmunológico puede funcionar mal y causar problemas como alergias, enfermedades autoinmunes, infecciones crónicas y cáncer. Estos son algunos de los trastornos inmunológicos comunes que afectan a millones de personas en todo el mundo.

Alergias: Las alergias son reacciones de hipersensibilidad del sistema inmunológico a determinadas sustancias, como el polen, el polvo, la caspa de animales, los alimentos o los medicamentos. Las alergias pueden causar síntomas como estornudos, picazón, secreción nasal, ojos llorosos, urticaria, erupciones cutáneas, hinchazón o anafilaxia. Algunos de los remedios naturales que pueden ayudar a reducir las reacciones alérgicas son:

Quercetina: un flavonoide con cualidades antiinflamatorias y antihistamínicas es la quercetina. Puede ayudar a inhibir la liberación de histamina, que es una sustancia química que desencadena síntomas alérgicos. La quercetina se puede encontrar en alimentos como manzanas, cebollas, bayas, uvas, brócoli y té verde, o se puede tomar como suplemento.

Bromelaína: La bromelina es una enzima que se deriva de los tallos de la piña. Puede ayudar a reducir la inflamación y la hinchazón y mejorar la absorción de quercetina. La bromelina se puede tomar como suplemento o consumirse como piña fresca.

Ortiga: La ortiga es una hierba que tiene efectos antiinflamatorios y antihistamínicos. Puede ayudar a aliviar la congestión nasal, los estornudos y la picazón. La ortiga se puede consumir en forma de tintura, té o pastilla.

Enfermedades autoinmunes: las enfermedades autoinmunes son afecciones en las que el sistema inmunológico ataca los propios tejidos y órganos del cuerpo, como las articulaciones, la piel, la tiroides, el páncreas o el sistema nervioso. Algunas de las enfermedades autoinmunes comunes son la artritis reumatoide, la psoriasis, la tiroiditis de Hashimoto, la diabetes tipo 1 y la esclerosis múltiple. Algunos de los remedios naturales que pueden ayudar a modular el sistema inmunológico y prevenir o tratar enfermedades autoinmunes son:

Ácidos grasos omega-3: los ácidos grasos omega-3 son grasas esenciales que tienen efectos antiinflamatorios e inmunomoduladores. Pueden ayudar a reducir la producción de citoquinas proinflamatorias, que son moléculas que promueven la inflamación y el daño tisular. Los ácidos grasos omega-3 se pueden encontrar en alimentos como el pescado, la linaza, las semillas de chía, las nueces y las algas, o se pueden tomar como suplemento.

Vitamina D: La vitamina D es una hormona que regula el sistema inmunológico y ayuda a prevenir la autoinmunidad. La vitamina D puede ayudar a equilibrar la actividad de las células T, que son un tipo de glóbulo blanco que puede proteger o atacar el cuerpo.

La vitamina D se puede obtener de la exposición al sol, de alimentos como el pescado graso, las yemas de huevo, los champiñones y los productos lácteos enriquecidos, o se puede tomar como suplemento.

Curcumina: La curcumina es un compuesto que se extrae de la cúrcuma, una especia muy utilizada en la cocina asiática. La curcumina tiene propiedades antiinflamatorias y antioxidantes. Puede ayudar a inhibir la activación del factor nuclear kappa B (NF-kB), que es una proteína que controla la expresión de genes implicados en la inflamación y la autoinmunidad. La curcumina se puede tomar como suplemento o agregar a los alimentos.

Infecciones crónicas: Las infecciones crónicas son infecciones persistentes o recurrentes que son causadas por microorganismos que evaden o resisten las defensas del sistema inmunológico, como bacterias, virus, hongos o parásitos. Las infecciones crónicas pueden provocar síntomas como fiebre, fatiga, dolor, inflamación o disfunción orgánica. Algunos de los remedios naturales que pueden ayudar a mejorar la capacidad del sistema inmunológico para combatir infecciones crónicas son:

Ajo: El ajo es una hierba que tiene propiedades antimicrobianas, antivirales, antifúngicas y antiparasitarias.

Puede ayudar a matar o inhibir el crecimiento de diversos patógenos, como Helicobacter pylori, Candida albicans, Escherichia coli, Staphylococcus aureus y el virus del herpes simple. El ajo también puede estimular la actividad de las células asesinas naturales, que son un tipo de glóbulo blanco que puede destruir las células infectadas. El ajo se puede consumir crudo, cocido o como suplemento.

Equinácea: La Equinácea es una flor que tiene efectos inmunoestimulantes y antiinflamatorios. Puede ayudar a aumentar la producción y función de los glóbulos blancos, como los macrófagos, neutrófilos y linfocitos, que participan en la respuesta del sistema inmunológico a las infecciones. La equinácea también puede ayudar a reducir la gravedad y la duración de los síntomas del resfriado común y la gripe. La equinácea se puede tomar en forma de té, cápsulas o tintura.

Aceite de orégano: El aceite de orégano es un aceite esencial que se deriva de la planta de orégano. Tiene potentes propiedades antimicrobianas, antivirales, antifúngicas y antiparasitarias. Puede ayudar a matar o inhibir el crecimiento de diversos patógenos, como Streptococcus pneumoniae, Pseudomonas aeruginosa, Klebsiella pneumoniae y Giardia lamblia. El aceite de orégano también puede ayudar a estimular la respuesta del sistema inmunológico a las infecciones. El aceite de orégano se puede tomar en forma de cápsula, diluir en agua o aceite o aplicar tópicamente.

¿Cuáles son los trastornos inmunológicos comunes y sus causas y síntomas?

Trastornos inmunológicos comunes: causas y síntomas

El mecanismo de defensa del cuerpo contra invasores patógenos, incluidas bacterias, virus, hongos y parásitos, es el sistema inmunológico, una red sofisticada de células, tejidos y órganos. El sistema inmunológico también ayuda a regular la inflamación, que es una respuesta normal a una lesión o infección. Sin embargo, a veces el sistema inmunológico puede funcionar mal y causar problemas como alergias, enfermedades autoinmunes, infecciones crónicas y cáncer. Estos son algunos de los trastornos inmunológicos comunes que afectan a millones de personas en todo el mundo.

Alergias: Las alergias son reacciones de hipersensibilidad del sistema inmunológico a determinadas sustancias, como el polen, el polvo, la caspa de animales, los alimentos o los medicamentos. El sistema inmunológico identifica erróneamente estas sustancias como extrañas y peligrosas y produce anticuerpos para combatirlas. Como resultado de esto se libera histamina y otras sustancias que provocan reacciones alérgicas. Los síntomas de las alergias pueden variar según el tipo y la gravedad de la reacción, pero pueden incluir estornudos, picazón, secreción nasal, ojos llorosos, urticaria, erupciones cutáneas, hinchazón o anafilaxia. La anafilaxia es una afección potencialmente mortal que puede causar dificultad para respirar, presión arterial baja, shock o la muerte. Las causas de las alergias no se comprenden completamente, pero pueden involucrar factores genéticos, ambientales y de estilo de vida.

Enfermedades autoinmunes: las enfermedades autoinmunes son afecciones en las que el sistema inmunológico ataca los propios tejidos y órganos del cuerpo, como las articulaciones, la piel, la tiroides, el páncreas o el sistema nervioso. El sistema inmunológico reconoce erróneamente estos tejidos y órganos como extraños y dañinos y produce anticuerpos para destruirlos.

Esto provoca inflamación y daño tisular, lo que puede provocar diversos síntomas y complicaciones. Los síntomas de las enfermedades autoinmunes pueden variar según el tipo y la ubicación del tejido u órgano afectado, pero pueden incluir dolor, rigidez, hinchazón, enrojecimiento, calor, fatiga, fiebre, pérdida de peso, caída del cabello, erupciones cutáneas, ampollas, úlceras. , ojos secos, boca seca, entumecimiento, hormigueo, debilidad, parálisis, problemas de visión, problemas de audición, problemas cognitivos, problemas del estado de ánimo o insuficiencia orgánica. Las causas de las enfermedades autoinmunes no se comprenden completamente, pero pueden involucrar factores genéticos, ambientales, hormonales e infecciosos.

Infecciones crónicas: Las infecciones crónicas son infecciones persistentes o recurrentes que son causadas por microorganismos que evaden o resisten las defensas del sistema inmunológico, como bacterias, virus, hongos o parásitos. El sistema inmunológico es incapaz de eliminar por completo estos microorganismos y permanecen en el organismo durante mucho tiempo, provocando síntomas y complicaciones. Los síntomas de las infecciones crónicas pueden variar según el tipo y la ubicación de la infección, pero pueden incluir fiebre, fatiga, dolor, inflamación o disfunción orgánica.

Las causas de las infecciones crónicas pueden involucrar factores genéticos, ambientales o de estilo de vida que debilitan el sistema inmunológico o la capacidad de los microorganismos para adaptarse, mutar o esconderse del sistema inmunológico.

Cáncer: El cáncer es una afección en la que las células del cuerpo crecen y se dividen de manera anormal e incontrolable, formando tumores o masas que pueden invadir y dañar los tejidos y órganos circundantes. El cáncer también puede propagarse a otras partes del cuerpo a través de la sangre o el sistema linfático, provocando metástasis. El sistema inmunológico desempeña un papel en la prevención y la lucha contra el cáncer, al reconocer y eliminar células anormales o dañadas, o al estimular la producción de células asesinas naturales, células T citotóxicas o anticuerpos que pueden atacar y destruir las células cancerosas. Sin embargo, a veces el sistema inmunológico no lo hace, o las células cancerosas evaden o suprimen la respuesta del sistema inmunológico, lo que permite que el cáncer crezca y progrese. Los síntomas del cáncer pueden variar según el tipo y la ubicación del cáncer, pero pueden incluir bultos, protuberancias, lunares o crecimientos que cambian de tamaño, forma, color o textura, dolor, sangrado, hematomas, hinchazón y pérdida de peso. , pérdida de apetito, fatiga, fiebre, sudores nocturnos, tos, dificultad para respirar, dificultad para tragar, ronquera, náuseas, vómitos, diarrea, estreñimiento, ictericia o insuficiencia orgánica. Las causas del cáncer no se comprenden completamente, pero pueden involucrar factores genéticos, ambientales, de estilo de vida o infecciosos que dañan el ADN de las células o interfieren con el funcionamiento normal del sistema inmunológico.

Cómo prevenir y tratar los trastornos inmunológicos comunes de forma natural

El cuerpo está protegido de invasores peligrosos como bacterias, virus, hongos y parásitos gracias a la intrincada red de células, tejidos y órganos que forman el sistema inmunológico. El sistema inmunológico también ayuda a regular la inflamación, que es una respuesta normal a una lesión o infección. Sin embargo, a veces el sistema inmunológico puede funcionar mal y causar problemas como alergias, enfermedades autoinmunes, infecciones crónicas y cáncer. Estos son algunos de los trastornos inmunológicos comunes que afectan a millones de personas en todo el mundo.

Afortunadamente, existen algunas formas naturales de prevenir y tratar estos trastornos inmunitarios, apoyando el sistema inmunológico y restaurando su equilibrio y función. Éstos son algunos de ellos:

Dieta: La dieta juega un papel vital en el sistema inmunológico, ya que proporciona los nutrientes y la energía que las células inmunitarias necesitan para realizar sus tareas. Una dieta sana y equilibrada puede ayudar a prevenir y tratar los trastornos inmunitarios, proporcionando las vitaminas, minerales, antioxidantes y fitoquímicos esenciales que pueden modular el sistema inmunológico y reducir la inflamación. Algunos de los alimentos que pueden estimular el sistema inmunológico son las frutas, verduras, nueces, semillas, legumbres, cereales integrales, champiñones, hierbas, especias y alimentos fermentados. Algunos de los alimentos que pueden dañar el sistema inmunológico son los alimentos procesados, los azúcares refinados, los edulcorantes artificiales, las grasas trans, el alcohol y la cafeína. Por tanto, es aconsejable comer más de los primeros y menos de los segundos, y evitar alergias o sensibilidades alimentarias que puedan desencadenar o empeorar trastornos inmunológicos.

Suplementos: Los suplementos son sustancias que pueden proporcionar nutrientes o compuestos adicionales o específicos que pueden faltar o ser insuficientes en la dieta, o que pueden tener efectos terapéuticos sobre el sistema inmunológico. Los suplementos pueden ayudar a prevenir y tratar los trastornos inmunitarios, mejorando la función del sistema inmunológico y reduciendo la inflamación. Sin embargo, los suplementos deben usarse con precaución y bajo la guía de un profesional de la salud, ya que pueden tener efectos secundarios o interacciones con otros medicamentos o suplementos. Algunos de los suplementos que pueden beneficiar al sistema inmunológico son la vitamina C, la vitamina D, el zinc, el selenio, los probióticos, los ácidos grasos omega-3, la curcumina, la quercetina, la bromelina, la equinácea, el ajo, el aceite de orégano y el astrágalo.

Estilo de vida: El estilo de vida es otro factor que puede influir en el sistema inmunológico, ya que afecta el bienestar físico, mental y emocional del individuo. Un estilo de vida sano y equilibrado puede ayudar a prevenir y tratar los trastornos inmunológicos, reduciendo el estrés, mejorando el sueño, aumentando el ejercicio y manteniendo la higiene.

El estrés puede debilitar el sistema inmunológico y aumentar la inflamación, por lo que es importante encontrar formas saludables de afrontarlo, como técnicas de relajación, meditación, yoga, ejercicios de respiración, pasatiempos, apoyo social, asesoramiento o terapia. El sueño puede restaurar el sistema inmunológico y reducir la inflamación, por lo que se recomienda dormir al menos entre siete y ocho horas por noche y seguir buenas prácticas de higiene del sueño, como tener un horario de sueño regular, evitar la cafeína, el alcohol, la nicotina, y comidas copiosas antes de acostarse, manteniendo el dormitorio oscuro, tranquilo y cómodo, y evitando el uso de dispositivos electrónicos antes o durante el sueño. El ejercicio puede mejorar la circulación sanguínea, el suministro de oxígeno y el drenaje linfático, todos ellos importantes para el funcionamiento del sistema inmunológico. El ejercicio también puede reducir el estrés, mejorar el estado de ánimo y mejorar la calidad del sueño, lo que también puede estimular el sistema inmunológico. Sin embargo, el ejercicio excesivo o demasiado intenso puede tener el efecto contrario, ya que puede provocar estrés físico y mental, inflamación y daño a los tejidos, lo que puede perjudicar el sistema inmunológico y aumentar la posibilidad de enfermedades e infecciones.

Por ello, se aconseja seguir una rutina de ejercicio moderada y equilibrada, que incluya ejercicios aeróbicos, de fuerza y de flexibilidad, y descansar y recuperarse adecuadamente entre entrenamientos. La higiene puede prevenir la exposición y transmisión de gérmenes dañinos que pueden causar infecciones y enfermedades. Las prácticas de higiene incluyen lavarse las manos frecuente y minuciosamente con agua y jabón, especialmente antes y después de comer, después de ir al baño, después de toser, estornudar o sonarse la nariz y después de tocar superficies u objetos potencialmente contaminados. La higiene también implica cubrirse la boca y la nariz con un pañuelo desechable o con el codo al toser o estornudar, y desechar el pañuelo adecuadamente. La higiene también incluye mantener limpio el cuerpo, el cabello, las uñas, los dientes y la ropa, y evitar compartir artículos personales como toallas, cepillos de dientes, máquinas de afeitar o utensilios. Higiene también significa quedarse en casa y buscar atención médica cuando se está enfermo, y seguir el calendario de vacunación recomendado para prevenir determinadas enfermedades.

Remedios naturales para resfriados, gripe, alergias, asma, enfermedades autoinmunes y más

Los resfriados, la gripe, las alergias, el asma y las enfermedades autoinmunes son algunos de los trastornos inmunitarios comunes que afectan a millones de personas en todo el mundo. Son causadas por el mal funcionamiento del sistema inmunológico, que no protege al cuerpo de invasores dañinos o ataca los propios tejidos y órganos del cuerpo. Estos trastornos inmunológicos pueden causar diversos síntomas y complicaciones, como fiebre, tos, dolor de garganta, secreción nasal, congestión, estornudos, picazón, sibilancias, dificultad para respirar, erupciones cutáneas, urticaria, hinchazón, dolor, inflamación, fatiga, pérdida de peso, cabello. pérdida, disfunción orgánica o insuficiencia orgánica.

Si bien existen tratamientos convencionales disponibles para estos trastornos inmunitarios, como medicamentos, inhaladores, inyecciones o cirugía, pueden tener efectos secundarios o limitaciones, y es posible que no aborden la causa raíz del problema.

Por lo tanto, muchas personas buscan remedios naturales que puedan ayudar a prevenir y tratar estos trastornos inmunológicos, apoyando el sistema inmunológico y restableciendo su equilibrio y función. Éstos son algunos de los remedios naturales que pueden beneficiar al sistema inmunológico y ayudar a combatir estos trastornos inmunológicos:

Miel: La miel es un edulcorante natural que tiene propiedades antimicrobianas, antivirales, antiinflamatorias y antioxidantes. Puede ayudar a calmar la garganta, suprimir la tos, matar o inhibir el crecimiento de bacterias y virus, reducir la inflamación y estimular el sistema inmunológico. La miel se puede tomar sola, mezclada con limón, jengibre o canela, o agregada al té, agua o leche. Sin embargo, no se debe dar miel a niños menores de un año, ya que puede contener esporas de botulismo que pueden causar botulismo infantil, una afección poco común pero grave que afecta el sistema nervioso.

Jengibre: El jengibre es una especia que tiene efectos antiinflamatorios, antivirales, antifúngicos y antioxidantes. Puede ayudar a aliviar las náuseas, los vómitos, la diarrea, la indigestión, los gases, la hinchazón y los calambres, y a estimular la digestión y la absorción de nutrientes.

El jengibre también puede ayudar a reducir la inflamación, el dolor y la hinchazón, y a mejorar la respuesta del sistema inmunológico a las infecciones. El jengibre se puede tomar en forma de té, cápsulas o tintura, o agregarlo a los alimentos, al agua o al jugo.

Cúrcuma: La cúrcuma es una especia que tiene propiedades antiinflamatorias, antioxidantes, antivirales, antifúngicas y anticancerígenas. Puede ayudar a inhibir la activación del factor nuclear kappa B (NF-kB), que es una proteína que controla la expresión de genes implicados en la inflamación y la autoinmunidad. La cúrcuma también puede ayudar a modular la actividad de las células T, que son un tipo de glóbulo blanco que puede proteger o atacar el cuerpo. La cúrcuma también puede ayudar a prevenir o tratar el cáncer al inducir la apoptosis o muerte celular programada de las células cancerosas y al inhibir la angiogénesis o la formación de nuevos vasos sanguíneos que alimentan los tumores. La cúrcuma se puede tomar como suplemento o agregar a los alimentos, al agua o a la leche. Sin embargo, la cúrcuma se debe tomar con pimienta negra, que contiene piperina, un compuesto que puede aumentar la absorción y biodisponibilidad de la curcumina, el ingrediente activo de la cúrcuma.

Ajo: El ajo es una hierba que tiene propiedades antimicrobianas, antivirales, antifúngicas y antiparasitarias. Puede ayudar a matar o inhibir el crecimiento de diversos patógenos, como Helicobacter pylori, Candida albicans, Escherichia coli, Staphylococcus aureus y el virus del herpes simple. El ajo también puede estimular la actividad de las células asesinas naturales, que son un tipo de glóbulo blanco que puede destruir las células infectadas. El ajo también puede ayudar a reducir la presión arterial, el colesterol y los niveles de azúcar en sangre, y a prevenir o tratar enfermedades cardiovasculares, como la aterosclerosis, los accidentes cerebrovasculares y los ataques cardíacos.

El ajo se puede consumir crudo, cocido o como suplemento.

- Probióticos: Los probióticos son bacterias beneficiosas que viven en el intestino y ayudan a mantener el equilibrio de la microbiota intestinal, que es la comunidad de microorganismos que habitan en el tracto digestivo. La microbiota intestinal desempeña un papel crucial en el sistema inmunológico, ya que ayuda a digerir y absorber nutrientes, producir vitaminas y ácidos grasos de cadena corta, competir con patógenos y modular la función y respuesta del sistema inmunológico. Los probióticos pueden ayudar a prevenir y tratar trastornos inmunológicos al mejorar la función de la barrera intestinal, prevenir la invasión y colonización de patógenos, reducir la inflamación y regular la actividad y la tolerancia del sistema inmunológico. Los probióticos se pueden encontrar en alimentos fermentados, como yogur, kéfir, chucrut, kimchi, miso, tempeh y kombucha, o se pueden tomar como suplemento. Sin embargo, los probióticos deben elegirse con cuidado, ya que diferentes cepas pueden tener efectos diferentes y algunas pueden no ser adecuadas para determinadas condiciones o personas.

Cuándo buscar ayuda médica y cuáles son los tratamientos convencionales para los trastornos inmunológicos

Los trastornos inmunológicos son afecciones en las que el sistema inmunológico funciona mal y causa problemas como alergias, enfermedades autoinmunes, infecciones crónicas y cáncer. Estos trastornos inmunológicos pueden afectar varias partes del cuerpo y causar diversos síntomas y complicaciones, como fiebre, tos, dolor de garganta, secreción nasal, congestión, estornudos, picazón, sibilancias, dificultad para respirar, erupciones cutáneas, urticaria, hinchazón, dolor, inflamación. , fatiga, pérdida de peso, caída del cabello, disfunción orgánica o insuficiencia orgánica.

Si bien existen algunos remedios naturales que pueden ayudar a prevenir y tratar estos trastornos inmunológicos, al apoyar el sistema inmunológico y restaurar su equilibrio y función, es posible que no sean suficientes o efectivos para algunos casos o situaciones. Por tanto, es importante saber cuándo buscar ayuda médica y cuáles son los tratamientos convencionales para estos trastornos inmunológicos.

Cuándo buscar ayuda médica

Es recomendable buscar ayuda médica para trastornos inmunológicos en los siguientes casos o situaciones:

Cuando los síntomas son graves, persistentes, recurrentes o interfieren con las actividades diarias o la calidad de vida.

Cuando los síntomas van acompañados de otros signos de enfermedad grave, como fiebre alta, dificultad para respirar, dolor en el pecho, confusión, desmayos o sangrado.

Cuando los síntomas no mejoran o empeoran después de probar remedios naturales o medicamentos de venta libre durante un período de tiempo razonable.

Cuando los síntomas son causados por un alérgeno conocido o sospechado y existe riesgo de anafilaxia, una reacción alérgica potencialmente mortal que puede causar dificultad para respirar, presión arterial baja, shock o la muerte.

Cuando los síntomas son causados por una infección conocida o sospechada, existe riesgo de complicaciones, como neumonía, meningitis, sepsis o insuficiencia orgánica.

Cuando los síntomas son causados por una enfermedad autoinmune conocida o sospechada, y existe riesgo de daño o disfunción del tejido u órgano afectado, como las articulaciones, la piel, la tiroides, el páncreas o el sistema nervioso.

Cuando los síntomas son causados por un cáncer conocido o sospechado y existe riesgo de crecimiento, invasión o metástasis de las células cancerosas a otras partes del cuerpo.

¿Cuáles son los tratamientos convencionales?

Los tratamientos convencionales para los trastornos inmunitarios pueden variar según el tipo, la causa y la gravedad del trastorno, pero pueden incluir lo siguiente:

Medicamentos: los medicamentos son sustancias que pueden modificar la función y la respuesta del sistema inmunológico, o atacar patógenos o células específicos que causan el trastorno. Los medicamentos pueden ayudar a prevenir, tratar o controlar los síntomas y complicaciones de los trastornos inmunitarios, al reducir la inflamación, el dolor, la hinchazón, la picazón, los estornudos, la tos, la congestión o la fiebre, o al matar o inhibir el crecimiento de bacterias, virus y hongos. , o parásitos, o destruyendo o suprimiendo las células cancerosas. Sin embargo, los medicamentos pueden tener efectos secundarios o interacciones con otros medicamentos o suplementos y es posible que no aborden la causa raíz del problema. Algunos de los medicamentos comunes para los trastornos inmunitarios son antihistamínicos, descongestionantes, corticosteroides, antiinflamatorios no esteroides (AINE), antibióticos, antivirales, antifúngicos, antiparasitarios, inmunosupresores, inmunomoduladores, productos biológicos o quimioterapia.

Inhaladores: Los inhaladores son dispositivos que administran medicamentos directamente a los pulmones, donde pueden actuar sobre las vías respiratorias y el sistema respiratorio. Los inhaladores pueden ayudar a prevenir y tratar trastornos inmunológicos que afectan la respiración, como asma, alergias o enfermedad pulmonar obstructiva crónica (EPOC). Los inhaladores pueden ayudar a reducir la inflamación, la hinchazón, la producción de moco y los espasmos de las vías respiratorias, y a mejorar el flujo de aire y el suministro de oxígeno a los pulmones. Sin embargo, los inhaladores pueden tener efectos secundarios o interacciones con otros medicamentos o suplementos y es posible que no aborden la causa raíz del problema. Algunos de los inhaladores comunes para los trastornos inmunológicos son los broncodilatadores, los corticosteroides o los inhaladores combinados.

Inyecciones: Las inyecciones son métodos para administrar medicamentos o sustancias al cuerpo a través de una aguja o jeringa. Las inyecciones pueden ayudar a prevenir y tratar los trastornos inmunitarios, proporcionando al sistema inmunitario las sustancias que necesita para funcionar correctamente, modificando la función y la respuesta del sistema inmunitario o dirigiéndose a los patógenos o células específicos que causan el trastorno. Las inyecciones pueden ayudar a reducir la inflamación, el dolor, la hinchazón, la picazón, los estornudos, la tos, la congestión o la fiebre, o matando o inhibiendo el crecimiento de bacterias, virus, hongos o parásitos, o destruyendo o suprimiendo las células cancerosas. Sin embargo, las inyecciones pueden tener efectos secundarios o interacciones con otros medicamentos o suplementos y es posible que no aborden la causa raíz del problema. Algunas de las inyecciones comunes para los trastornos inmunológicos son vacunas, inmunoglobulinas, inmunoterapia con alérgenos o anticuerpos monoclonales.

- Cirugía: La cirugía es un procedimiento que implica el uso de instrumentos o dispositivos para extirpar, reparar o reemplazar una parte del cuerpo que está afectada por un trastorno inmunológico. La cirugía puede ayudar a prevenir y tratar trastornos inmunológicos, eliminando la fuente del problema, como un tumor, un absceso, un quiste o un cuerpo extraño, o reparando o reemplazando el tejido u órgano dañado o disfuncional, como un articulación, un injerto de piel, una tiroides, un páncreas o un sistema nervioso. Sin embargo, la cirugía puede tener riesgos o complicaciones, como sangrado, infección, cicatrices o rechazo, y es posible que no aborde la causa raíz del problema. Algunas de las cirugías comunes para los trastornos inmunológicos son la escisión, el drenaje, la biopsia, la artroplastia, el injerto de piel, la tiroidectomía, el trasplante de páncreas o la neurocirugía.

Conclusión

Un resumen de los puntos principales y conclusiones clave del libro.

El cuerpo está protegido de invasores peligrosos como bacterias, virus, hongos y parásitos gracias a la intrincada red de células, tejidos y órganos que forman el sistema inmunológico. El sistema inmunológico también ayuda a regular la inflamación, que es una respuesta normal a una lesión o infección. Sin embargo, a veces el sistema inmunológico puede funcionar mal y causar problemas como alergias, enfermedades autoinmunes, infecciones crónicas y cáncer.

El libro "Cómo estimular el sistema inmunológico de forma natural" proporciona consejos prácticos y basados en evidencia sobre cómo fortalecer el sistema inmunológico y prevenir o tratar estos trastornos inmunológicos, siguiendo una dieta, un estilo de vida y suplementos saludables y equilibrados. El libro cubre los siguientes temas:

El papel y función del sistema inmunológico, y los factores que pueden afectar su desempeño y equilibrio.

Los trastornos inmunológicos comunes, sus causas, síntomas y complicaciones, y cómo se pueden diagnosticar y tratar con métodos convencionales y naturales.

Los alimentos que pueden estimular el sistema inmunológico, como frutas, verduras, nueces, semillas, legumbres, cereales integrales, champiñones, hierbas, especias y alimentos fermentados, y los nutrientes y antioxidantes que aportan, como vitamina C, vitamina D. , zinc, selenio, probióticos, ácidos grasos omega-3, curcumina, quercetina, bromelina, equinácea, ajo, aceite de orégano y astrágalo.

Los alimentos que pueden dañar el sistema inmunológico, como los alimentos procesados, los azúcares refinados, los edulcorantes artificiales, las grasas trans, el alcohol y la cafeína, y la inflamación y el estrés oxidativo que causan, y cómo evitarlos o limitarlos, e identificarlos y eliminar cualquier alérgeno alimentario o sensibilidad que pueda desencadenar o empeorar trastornos inmunológicos.

Los suplementos que pueden apoyar el sistema inmunológico, como la vitamina C, la vitamina D, el zinc, el selenio, los probióticos, los ácidos grasos omega-3, la curcumina, la quercetina, la bromelina, la equinácea, el ajo, el aceite de orégano y el astrágalo, y cómo elegirlos. utilizarlos y combinarlos de forma segura y eficaz, y bajo la orientación de un profesional de la salud.

Los factores del estilo de vida que pueden influir en el sistema inmunitario, como el estrés, el sueño, el ejercicio y la higiene, y cómo gestionarlos para lograr una salud inmunitaria óptima, como encontrar formas saludables de afrontar el estrés, dormir lo suficiente y de calidad y seguir una dieta moderada. y una rutina de ejercicio equilibrada, y practicar buenos hábitos de higiene.

Los remedios naturales que pueden ayudar a prevenir y tratar trastornos inmunológicos comunes, como la miel, el jengibre, la cúrcuma, el ajo, los probióticos y los inhaladores, y cómo usarlos de manera adecuada y adecuada, y junto con tratamientos convencionales si es necesario.

El libro **"Cómo estimular el sistema inmunológico de forma natural"** es una guía completa e informativa que puede ayudar a cualquier persona que desee mejorar su salud inmunológica y prevenir o tratar trastornos inmunológicos comunes, siguiendo un enfoque natural y holístico que se basa en la investigación científica y la experiencia clínica. El libro está escrito en un lenguaje claro. y un lenguaje fácil de entender, y proporciona consejos, ejemplos y recetas prácticos y realistas que pueden implementarse y adaptarse fácilmente a las necesidades y preferencias individuales.

Acaba de conocer algunas estrategias naturales para estimular su sistema inmunológico, como comer alimentos saludables, dormir lo suficiente, hacer ejercicio con regularidad y controlar el estrés. Estas estrategias pueden ayudarle a prevenir o combatir infecciones, enfermedades y dolencias. Pero saberlo no es suficiente. Debe tomar medidas y aplicar estas estrategias en su vida diaria.

Aquí hay algunas maneras en que puede comenzar a implementar estas estrategias naturales hoy:

Come más frutas y vegetales. Son ricos en vitaminas, minerales, antioxidantes y fitoquímicos que pueden mejorar su sistema inmunológico.

Trate de comer una variedad de colores y tipos de productos todos los días. Algunos ejemplos son los cítricos, las bayas, las verduras de hojas verdes, las zanahorias, el brócoli, el ajo y el jengibre.

Asegúrate de dormir siete u ocho horas cada noche. Su sistema inmunológico necesita dormir para funcionar correctamente. Ayuda a su cuerpo a reparar y regenerar células, producir anticuerpos y combatir la inflamación. La falta de sueño puede afectar su respuesta inmune y hacerlo más susceptible a las infecciones.

Haga ejercicio moderado durante al menos 30 minutos al día, cinco días a la semana. El ejercicio puede mejorar la circulación sanguínea, reducir el estrés y fortalecer los músculos y huesos. También puede estimular su sistema inmunológico al aumentar la actividad de las células asesinas naturales y los macrófagos, que pueden destruir patógenos y células infectadas.

Maneja tus niveles de estrés. El estrés puede debilitar su sistema inmunológico al liberar hormonas como el cortisol y la adrenalina, que pueden suprimir las células inmunes y aumentar la inflamación. El estrés crónico también puede afectar su estado de ánimo, sueño, apetito y salud mental.

Para afrontar el estrés, puedes probar técnicas de relajación como la meditación, el yoga, ejercicios de respiración o pasatiempos que disfrutes.

Si sigue estas estrategias naturales, podrá estimular su sistema inmunológico y proteger su salud. También puede beneficiarse de otros resultados positivos, como una mayor energía, estado de ánimo y bienestar. No esperes más. Empiece a actuar hoy y vea la diferencia usted mismo. No tienes nada que perder y mucho que ganar. Tu sistema inmunológico te lo agradecerá.

Una lista de recursos y referencias adicionales para lectura y aprendizaje adicionales.

Un plan de acción de estilo de vida para fortalecer las defensas de su cuerpo por el Dr. J. K. Evans. Este libro proporciona consejos prácticos y sugerencias sobre cómo mejorar su inmunidad mediante dieta, suplementos, ejercicio y manejo del estrés. Puedes encontrarlo en [Amazon] o [Goodreads].

Gracias por comprar este libro y leerlo hasta el final. Espero que lo hayas disfrutado y hayas aprendido algo valioso de él. Agradezco su interés y apoyo a este tema.

Si le gustó este libro, considere dejar una reseña positiva en [Amazon] o [Goodreads]. Sus comentarios son muy importantes para mí y para otros lectores potenciales. Me ayudará a mejorar mi escritura y llegar a más personas que puedan beneficiarse de este libro.

Para dejar una reseña, puedes seguir estos pasos:

Vaya a la página [Amazon] o [Goodreads] de este libro.

Seleccione el botón "Escribir una reseña" o "Escribir una reseña de un cliente".

Califica el libro de una a cinco estrellas y escribe un breve comentario sobre lo que te gustó o no del libro.

Envía tu reseña y compártela con tus amigos y familiares.

Gracias por su tiempo y generosidad. ¡Espero que tengas un día maravilloso y te mantengas saludable y feliz!

www.ingramcontent.com/pod-product-compliance
Lightning Source LLC
Chambersburg PA
CBHW070814260726

48660CB00005B/1845